21世纪高职高专规划教材
幼儿发展与健康管理系列

U0346834

幼儿
健康评估与指导

主 编／王 宁 李 雪

副主编／郑 云 王素梅 王 蛟

参 编／刘艳红 李佳佳 房 倩 张云辉

张文江 崔振中 刘 君

中国人民大学出版社
·北京·

编 委 会

总 序

　　归根到底，人类社会产生以来的历史都是不懈追求更加高级生命质量的艰难曲折历程。实现人类享有高级生命质量的基础前提是生命安全，关键保障是和谐健康，核心内涵是美好生活，理想目标是全面发展。进入 21 世纪以来，随着人类社会的不断进步，特别是科学技术的进步，传统的安全观、健康观、生活观和发展观逐步深化与更新，世界各国积极倡导全面构建国民健康保护体系，同时更加重视全民健康服务与管理工作，以期合力推动全民健康事业与大健康产业蓬勃发展。

　　新中国成立以来，特别是改革开放以来，我国卫生健康事业取得了举世瞩目的重大进展，居民主要健康指标总体优于中高收入国家平均水平。但是，在新时代条件下，我国卫生健康事业也面临着一系列的新挑战。为此，国家做了一系列部署。2001 年，教育部印发《幼儿园教育指导纲要（试行）》，强调幼儿园必须把保障幼儿的生命安全和健康放在工作的首位。2005 年，劳动和社会保障部将健康管理师列入新职业目录。2013 年，国务院发布了《关于促进健康服务业发展的若干意见》。2016 年 8 月，习近平总书记在全国卫生与健康大会上强调，健康是促进人的全面发展的必然要求，是经济社会发展的基础条件，是民族昌盛和国家富强的重要标志，也是广大人民群众的共同追求，要把人民健康放在优先发展的战略地位，应树立大卫生、大健康的观念，加快推进我国卫生健康事业以治病为中心转变为以人民健康为中心。同年 10 月，中共中央、国务院印发了《"健康中国 2030"规划纲要》。2017 年 10 月，习近平总书记在十九大报告中提出实施健康中国战略，为人民群众提供全方位全周期健康服务。2019 年 7 月，国务院印发《国务院关于实施健康中国行动的意见》，国务院办公厅印发《健康中国行动组织实施和考核方案》。为此，我国迫切需要加快培养一批既掌握健康服务技术又懂健康管理的多层次、应用型、复合型、创新型的专业技术人才，能够合理分工又相互协同地开展面向全国民群体、全生命历程的全面健康服务，通过"重关怀、先预防、共促进、治未病"来整体提高人们的健康水平和生活质量。

为了积极回应新时代对新型健康服务人才的新需求，教育部于2016年2月发布了《教育部关于公布2015年度普通高等学校本科专业备案和审批结果的通知》（教高函〔2016〕2号），同意有关高校开办"健康服务与管理"本科专业。截至目前，全国已经有80多所高校开设该专业。同年9月，又公布了《普通高等学校高等职业教育（专科）专业目录》，确定在2016年度增补"幼儿发展与健康管理专业"等13个专业。截至目前，全国已经有300多所高校开设该专业。这充分说明以上本专科专业已经在较短的时间内获得学校、学生和家长的广泛认可。然而，举办新专业尤其是新兴跨学科背景应用型专业客观上面临着专业认知、院校实力、学科背景、师资队伍、硬件条件、经费支持和配套保障等诸多方面的实际困难。其中，应优先解决的问题是对专业的正确认知。为此，全国地方高校学前教育专业学术协作联盟在2018—2019年，先后策划主办了全国学前教育智库服务高峰论坛暨新课程资源建设研讨会、全国学前教育学术传媒峰会、全国"幼儿发展与健康管理"专业与课程建设研讨会和全国高校学前教育专业建设与质量评估高峰论坛等会议，积极团结全国已经开设和计划开设幼儿发展与健康管理专业的相关高职高专院校，认真探讨了幼儿发展与健康管理专业建设总体思路、专业人才培养方案、专业教学标准、专业课程建设、专业教材与教学资源开发和专业质量评估等共同关心的问题，初步达成一系列专业建设共识，并呼吁优先加强专业基础、专业核心和专业拓展等三类专业教材的建设。经过约三年的精心筹备，在全国地方高校学前教育专业学术协作联盟、中国人民大学出版社以及相关高职高专院校的大力支持下，我们争取立项、组织编写并将分批陆续出版这套幼儿发展与健康管理系列教材。

根据《普通高等学校高等职业教育（专科）专业目录》，幼儿发展与健康管理专业隶属于公共管理与服务大类下的公共服务类专业。因此，在专业建设定位方面，应充分学习和深刻领会健康中国战略部署、国家经济和社会发展规划、教育发展规划、行业分类标准、职业分类标准和新产业新业态新商业模式统计分类等方面的文件精神，特别突出针对幼儿群体和个体的生命关怀，全面发展和提供健康管理、健康教育和健康促进等方面的新型公共健康服务，认识到与隶属于教育与体育大类下的教育类专业——早期教育和学前教育专业，以及体育类、医学类和管理类等下属具体专业，在人才培养方案设计上有着根本性区别，并通过开设相应的专业基础类、专业核心类和专业拓展类课程予以支撑体现。为此，本系列教材在编写过程中特别强调：人类种系发展是灵长类动物种系发展的延续，人类个体发展是人类种系发展的浓缩。较之动物种系发展更多受生物规律支配和物质条件影响，人类种系发展同时受历史文化发展规律和社会文化发展等因素影响，并具有独特的物质和精神生活内涵。人类个体发展是指个体身心整体的连续变化过程以及身体、生理、心理、行为等方面的发育、成长、分化、成熟、变化的具体过程。儿童发展主要是指人类个体全程发展过程中从不成熟到成熟、不断完善、螺旋上升的特殊成长阶段。较之成人发展阶段特别是老年发展阶段，儿童发展阶段具有开端基础性、快速递进性和环境易感性的独特性质。幼儿阶段又是依据客观年龄特征可以辨识划分的儿童发展过程中的关键阶段。因此，幼儿发展与健康管理专业的知识与专门实践体系的建构应以广义生命科学（而不是单一的医学、体育学、教育学和心理学等学科）为基础，深入认识幼儿的体格、神经、心理、动作和智能发展等方面的生命特征，重视推进"医、体、教、管、服"的深度融合应用，关怀改善幼儿生命质量，保障提升幼儿生命效能；应以早期儿童发展科学为专业理论依据，重点关注幼儿阶段生理发展、认知发展、个性与社会性发展、文化性发展等基本领域发展内容；应以全面和谐健康状态（包括身体健康、心理健康、社会适应健康和道德健康等基本维度）为其专业服务的核心目标，重点关注系统干预过程中直接或间接影响幼儿健康的遗传、营养、运动，以及自然、经济、社会文化环境和医疗卫生保健条件等多元变量因素；应以全面健康服务（包括健康管理、健康教育和健康促进等基本维度）为其专业服务的核心内容，重点关注对幼儿健康状态的预测、监测、分析、评估、教育、促进、诊断、康复和追踪等多学科背景知识的融合式应用技术服务。

万事开头难，最难开篳路。着眼于尽快满足已经开设和计划开设幼儿发展与健康管理专业的高职高专院校对专业基础和专业核心类教材的迫切需要，我们组建了以部分本科院校和研究机构专家为审读编委、由高职高专院校专业负责人担任各册教材主编、具有高级职称的骨干教师为编写主力的丛书编委会，并建立了相应的编写、编校和审定等方面的工作规则。全体编写人员本着加快专业建设步伐的高度责任感，充分发扬了自力更生、团结协作、艰苦奋斗的精神，努力克服了前期研究积累不足、直接参考资料较少和新冠疫情的影响等实际困难，及时完成了各自撰写任务并交付编校出版。

值此套丛书付梓之际，我们不由追忆难忘的研讨岁月，并由衷感谢对教材立项和编写给予顾问指导的各有关单位领导与专家。他们分别是：陕西师范大学体育学院原党总支书记熊正英教授、浙江师范大学杭州幼儿师范学院原院长秦金亮教授、陕西学前师范学院经济管理学院院长崔洁教授、广西幼儿师范高等专科学校刘晓军教授、湖南幼儿师范高等专科学校郭铁成教授、厦门心欣幼儿园陈军园长、中国人民大学出版社教育分社罗海林社长。

　　尽管热情不小，但是囿于水平，这套幼儿发展与健康管理系列教材难免有所讹漏甚至错误之处，敬请学界和业界方家不吝批评指正，帮助我们再版时修订完善。

熊　伟

2020 年 7 月 8 日

前　言

　　随着经济社会的发展，世界各国越来越重视幼儿的健康成长，并强调托幼机构与保健医疗等多方社会力量合作提高幼儿发展与健康管理水平。为了大力配合支持全国各高职高专院校举办幼儿发展与健康管理专业，特别是满足其对教材的实际需求，在全国地方高校学前教育专业学术协作联盟以及相关专业院校领导和同仁的关怀支持下，我们牵头编写了《幼儿健康评估与指导》。此外，中国健康服务产业，尤其是幼儿健康服务产业也在快速发展，迫切需要大量专业工作者。

　　本教材以学生就业为导向，以能力培养为本位，以岗位需求为依据，按照培养技能型和服务型高素质从业者的定位，强调理论与实践相结合，倡导学生主动学习，努力提高教材的趣味性、可读性和简约性，适合作为幼儿发展与健康管理专业的核心教材，也可作为学前教育和早期教育专业的选修课教材。

　　本教材由王宁、李雪担任主编，并负责最后的统稿、审校等工作；郑云、王素梅、王蛟担任副主编；刘艳红、李佳佳、房倩、张云辉、张文江、崔振中、刘君参与本教材编写。具体分工如下：王宁和王姣负责编写第一章，王宁、李雪、张文江、刘君负责编写第二章，李雪和李佳佳负责编写第三章，王素梅、房倩、张云辉负责编写第四章，李雪和崔振中负责编写第五章，郑云和刘艳红负责编写第六章。冯莹为本书绘制插图，陈坤彦为图片进行后期制作，宋若廷小朋友为本书拍摄图片担任模特。本书在编写过程中，参考并借鉴了许多国内专家、学者的观点和资料，在此一并表示特别感谢！感谢全国地方高校学前教育专业学术协作联盟领导小组办公室主任、《陕西学前师范学院学报》编辑部主任兼执行副主编熊伟教授对本书多个轮次的整体审阅与修改提高。

由于编者水平和能力有限，本教材难免存在不妥之处，期待广大专家和读者不吝批评指正，以便再版时改进完善。

编　者

2020 年 5 月

目　录

第一章　幼儿健康评估与指导概述

学习目标

1. 能够从多个维度认识幼儿健康活动的各类结构及其要素；
2. 了解幼儿健康评估的基本目标和主要功能；
3. 熟悉幼儿健康评估的基本特征、标准和常用方法。

学习重难点

1. 幼儿健康活动体系中各类结构之间的相互作用关系；
2. 幼儿健康状态评估标准的制定过程与方法；
3. 幼儿健康状态评估方案的编制过程与方法。

学习方法

自主学习、集体讨论、实操练习。

教学建议

1. 引导学生检索阅读与幼儿健康活动主题相关的视听资料，辅助理解该活动体系的各类结构；
2. 指导学生分组合作编制一份幼儿健康状态专项评估方案。

第一节 幼儿健康活动体系结构分析

健康活动是指为了维护和增强健康状况所进行的各种生活、运动与卫生保健等活动，比如进食营养丰富的食物、适当的体育锻炼、充足的睡眠等。这些活动是幼儿自身生长、学习和发展需要的基本活动。由于幼儿年龄尚小，能力比较弱，需要在成人引导下逐渐学会和发展自己的能力和相关素质。

一、幼儿健康活动系统的总体结构

幼儿健康活动系统主要包括生活活动、保健活动、体育活动、环境保护活动、安全自护活动五个方面（见表1-1）。

表1-1 幼儿健康活动系统的构成

健康活动	生活活动	饮食活动
		睡眠活动
		盥洗活动
		如厕活动
		着装活动
	保健活动	眼睛、牙齿保健活动
		皮肤保健活动
		其他身体器官保健活动
		心理健康保健活动

续表

健康活动	体育活动	走步活动
		跑步活动
		跳跃活动
		投掷与挥击活动
		攀爬钻活动
		平衡活动
		体操活动
		球类活动
	环境保护活动	自然环境保护活动
		家庭环境保护活动
		社会环境保护活动
	安全自护活动	常识安全活动
		交通安全活动
		意外自救活动

二、幼儿健康活动内容的基本结构

幼儿健康活动内容主要包括动机和目标、活动对象、操作活动、活动环境、活动结果、监控与评价（见图 1-1）。

图 1-1　活动内容结构图

（一）动机和目标

动机是激发和维持有机体的行动，并使行动导向某一目标的心理倾向或内部驱力，简单说就是主体在所需事物吸引下转化而成的从事活动的念头。目标是个体努力要达到的具体成绩标准或结果，是个体期望的未来状态。动机必须有目标，目标引导个体行为的方向，并且提供原动力。个体对目标的认识，由外部的诱因变成内部的需要，进而成为行为的动力并推动行为发生。活动动机和目标可以分为认知性动机和目标、操作性动机和目标、发展性动机和目标。

幼儿开展健康活动的动机和目标，基本处于满足需要和参与活动的较低的层次，以直接动机为主。比如进食活动主要是因为饥饿或者美食的诱惑所引起的进食需要，还达不到主动摄取营养的层次。

(二) 活动对象

活动对象指行动或思考时作为目标的事物，包括认知对象、操作对象、保护与发展对象。认知对象主要是活动中的外界环境、活动结果、自己的行为及其相互关系等；操作对象主要指活动使用的工具、合作伙伴、环境中的物体等；保护与发展对象主要指自己的身体、心理和动作等。

(三) 操作活动

操作活动是指主体利用自己的躯体作用于外部世界的具体实践活动，包括动作和认知活动。

动作是由意识控制，以自觉的目的为特征，由一定的动机所激发并且按照一定规则进行的身体活动。动作不是单纯的身体活动，它是由心理控制的身心共同参与的活动。在个体发展过程中，幼儿时期对动作目的与后果的意识程度较低，甚至处于意识阈下，所以容易产生冲动动作，但随着幼儿自我意识的发展，加上成人的教育、诱导、培养，这种动作便会逐渐转化为意识程度较高的意志动作，此时的动作更合理和科学。

认知活动存在于全过程中的各种具体活动中，动机的形成、目标的确定、动作的选择与设计、结果的反思等，都以认知活动为基础，它不仅是反映事物的活动，也是发展自身知识、认知、个性心理和情意的活动类型。

(四) 活动环境

活动环境是活动所在空间条件的总和，包括自然环境、社会环境和文化环境。在活动中，外界环境是主体的认识对象，它对动机的产生以及目的的确立都具有一定的影响，尤其是社会环境对主体身心状态的影响，越来越受到教育者的重视。

幼儿的环境意识以及适应、改造环境的能力随着年龄的增长、活动经验的积累而发展，成人的指引能有效促进幼儿环境意识的发展。

（五）活动结果

活动结果是对象在操作活动和环境的直接作用下产生的变化，可以分为认知性结果、操作性结果、发展性结果。认知性结果包括对全部活动要素及其关系认知的变化，比如颜色、大小、重量、自己的动作等；操作性结果包括活动用具、器械、运动状态变化，以及身体活动引起的身心状态的变化；发展性结果包括身体、智力、个性心理素质等诸多方面量或质的变化。

目前人们对幼儿健康活动结果的认识正在逐步发生变化，越来越重视发展性结果的开发。在成人正确的引导下，幼儿不仅能认识到健康对自己身体发展的价值，还能认识到健康对行为和心理的发展价值。

（六）监控与评价

监控是指在活动中对幼儿身心的监督和调节。评价是在活动过程中对幼儿身心活动进行价值判断的活动。监控和评价是幼儿健康活动开展的重要动力，也是幼儿发展自我意识的主要途径之一。

在成人的指导和帮助下，幼儿能初步建立监控自己身体和心理的意识，并对自己的行为进行初步判断。

综上所述，对象是活动的中心，所有活动都围绕对象实施开展，在活动中对活动对象施加影响，使之向预期的方向变化是活动的实质；操作活动是使活动对象发生变化最直接的因素，是活动的关键环节，它直接影响活动结果；活动结果是主体活动关注的焦点，活动的根本目的就是获得发展性的活动结果。而对活动内容与结构进行了解和研究，就是为了优化活动结构以便获得最佳的发展性结果。

三、幼儿健康活动过程的基本结构

过程结构是指活动中各个阶段相互联系和相互作用的方式，是各阶段每个要素自身运动的过程，也是彼此之间相互作用的过程。幼儿健康活动过程主要包括定向准备阶段、实施阶段、反馈评估阶段。

（一）定向准备阶段

1. 形成和调节动机活动

动机是在需要的基础上产生的，它是激发人们进行各种活动的内部动力。诱因的存在也是动机产生的一个重要条件。

从图 1－2 中可以看出，活动中，在需要的基础上产生的动机不止一个，有时会因环境及其他诱因对立而出现，因此，在动机形成过程中，需要理智思考和情意活动处理这种对立，从而进一步确定某个主导动机。

图 1-2　动机形成过程示意图

在幼儿早期形成动机的过程中，理性因素较弱，而情意因素较强，动机和调节动机强度的意识较差，随着个体的成熟以及体育、生活等活动经验的积累，理性因素会逐步增强。这些能力的发展和成人的指导以及外界环境的改变息息相关。

2. 确立目的的活动

目的的确立是一个复杂的认知过程（见图 1-3），在整个活动中，随着活动的进展，每个阶段都会有不同的目的并会因活动对象、幼儿自身以及外部环境变化而调整，这些目的会阶梯式递进，逐步实现最终目的。

图 1-3　确立目的的活动过程

幼儿主观性和情意性强，其在确立目的和调节目的时有较强的主观随意性。随着幼儿对自我和外界事物认知的增长，以及自身经验的积累等，理性思考能力会逐步发展。

3. 选定动作的活动

动作是实现目的的主要手段。在幼儿习惯活动中，其动作基本固定，不用重新选择，但遇到新的对象或者要改进原来动作的时候，就需要修改或重新选择动作。幼儿所掌握的基本动作比较少，质量比较低，使用动作的经验和知识缺乏，这些都会影响幼儿选择和修改动作的能力。

（二）实施阶段

实施阶段是主体运用自身认知和选定的动作作用于对象，使之发生预期变化的阶段。在实施阶段，特定主体运用动作作用于对象的同时，还需要密切关注各方面的变化，及时、果断地作出相应调整和改变，以保证目的最终实现。实施阶段也是发展自身素质和改变外界环境的主要阶段。比如，在竞赛性质的体育活动中，活动强度比较大，紧张对抗时动作变化多，对主体的认知能力、运动能力和应变能力要求比较高，同时，对发展其身心素质也有很大帮助。

实施阶段的活动质量决定目的能否实现，以及实现的程度。活动质量高，目的顺利实现，则反馈信息是积极的，主体能体验成功，有自信；活动质量低，则会产生挫败感，自尊心受挫，需要在后一阶段做调节活动，以消除消极情绪。幼儿的动作水平比较低，身体素质和认知活动意识、应变能力均比较弱，但是我们也要看到，幼儿处在生长期，可塑性强，动作和认知能力发展比较快。

（三）反馈评估阶段

反馈评估阶段是前两个阶段的延续和发展，不仅可以巩固前两个阶段的目标与成果，而且也是发展自我意识和自我调节的重要阶段。

1. 反馈和评估活动

反馈和评估活动由总结前两个阶段的活动成果、反思活动过程并进行自我评价等环节组成。比如幼儿在完成投掷动作后，会看看投出去的物体是否击中目标，想一想自己的投掷动作做得如何，用力大小是否合适等。成年人会反思在投掷过程中自己的心理状态和心理活动，而专业运动员则会对自己投掷的最后用力、出手速度和角度进行细致深入的反思。

在幼儿期，幼儿注重操作性成果，关注直观的结果，对发展性成果想得少，反思和评估过程更少，能力弱，但只要成人注意引导，幼儿的反馈和评估意识、能力也会较快发展。

2. 调节活动

调节活动主要由身体调节和心理调节两方面构成。身体调节主要指活动结束后，需要适当放松，使身体机能逐渐恢复正常状态；心理调节包括减弱或消除由反馈评估引起的消极情绪，强化成功引起的喜悦、自信等积极性情感。

幼儿自我调节的意识和能力较差，通常倾向于任其自然发展，但现在教育工作者越来越重视幼儿自我认识和自我调节能力的发展。

下面以幼儿篮球传球活动为例进行活动过程基本结构分析（见表1-2）。

表1-2　篮球传球活动过程基本结构

活动阶段	定向准备阶段	实施阶段	反馈评估阶段
活动图	图1-4	图1-5	图1-6
各阶段活动目的与内容	1.定向活动：形成传球动作，并在观察、分析对手的基础上确定传球目标，发展形成动机和确定目标的能力。 2.准备活动：选好传球动作，集中注意力，调节情绪，同时发展自身选择动作和调节身心状态的能力。	用选定的动作将球传向队友，同时密切观察对手动向，以便根据对手的变化及时调整自己的动作和策略，在活动中体验传球和竞赛的乐趣，发展传球能力、观察思维能力以及竞赛能力。	观察传球结果，反思定向和传球过程中身心活动的质量，在此基础上评价自己的行为及结果，发展反思和自我评价能力。
	1.自我监控：在全过程中，通过各种感官和思维活动，了解自己的身心活动，并及时评定和调节。 2.在全过程中，适应、利用环境，接受环境的影响，发展环境意识与能力。 3.在活动中，会产生复杂的情意活动，锻炼和发展自身的情意识别和调节能力。		
发展课题	1.发展形成动机，确立目标，发展调节能力。 2.发展选择动作、调节身心状态的能力。	1.发展传球能力。 2.发展观察、分析、判断的能力。 3.发展竞赛能力。	1.发展反馈、评估意识和能力。 2.发展放松身心的能力。
	1.发展自我监控能力，提高自我认识。 2.发展对传球、趣味比赛的兴趣，体验成功，培养自信、果断和坚强等意志品质。		

图1-4　篮球传球活动定向准备阶段

图 1-5　篮球传球活动实施阶段

图 1-6　篮球传球活动反馈评估阶段

四、幼儿健康活动能力的基本结构

能力结构是指构成能力各要素的相互关系。健康活动能力是多层次、多序列的能力系统，这个能力系统有一个共同的结构（见表 1-3）。

表 1-3　幼儿健康活动能力的基本结构

健康活动能力																									
主体活动能力																		非主体活动能力							
身心保健能力					生活自理能力						自护能力			运动能力												
身体保健能力				心理保健能力																						
眼耳鼻保健能力	口腔保健能力	皮肤保健能力	其他器官保健能力	心理保健能力	饮食能力	着装能力	起居能力	独立如厕能力	活动自理能力	生活自护能力	防意外伤害能力	活动自护能力	交往自护能力	走步能力	跑步能力	跳跃能力	投掷能力	平衡能力	钻爬能力	玩球能力	体操能力	学习能力	交往能力	模仿能力	创新能力	竞赛能力	审美能力	评价能力	模仿能力

活动能力主要包括知识、技能和素质（见图 1-7）。

图 1-7　活动能力构成要素

资料来源：黄世勋 . 幼儿健康教育［M］. 北京：中国劳动社会保障出版社，1999：25.

　　健康活动能力中的主体活动能力是健康教育要培养的主要能力，也是维护和促进健康所必须具备的能力。为了具体了解这个能力结构，下面以投沙包动作能力为例进行结构分析（见图 1-8）。

图 1-8　投沙包动作能力结构

第二节　幼儿健康评估的目标与功能

一、幼儿健康评估的目标

在教育领域，任何目标指向性活动、计划性活动都离不开评估。幼儿健康活动正是在这种目标指引下开展的有计划的教育活动，其核心过程就是为实现一定的教育目标而作用于幼儿健康活动的现实状态，或者朝着教育目标去改进目前的状态。健康评估应以健康活动目标体系为依据，对其实践活动的组织结构、活动情况及活动效果等进行科学的判定或估量。其基本目标是：根据幼儿健康教育目标，评估幼儿园健康教育的价值及效果；依据健康课程目标，衡量幼儿园保教工作的过程及质量；依据幼儿健康发展目标，评估每个幼儿身体健康的发展现状等。

二、幼儿健康评估的功能

总体上看，目标体系能从整体上把握着幼儿健康活动的评估方向，而在评估过程中，又可以不断加深对目标体系的认识和理解，进而利用评估的调控机制，促进教育目标的实现。著名教育专家泰勒（Tyler）的教育评价的基本思想可以概括为"目标""教育过程""评估"三者之间的"闭环结构"关系（见图1-9），特别强调目标与评估在教育活动中的重要意义，指出预定的目标决定了教育活动，而评估就是找出实际活动偏离目标的程度。

图1-9　目标、教育过程与评估的关系

幼儿健康评估是为了改善幼儿的健康生活质量而采用的手段或者过程，它本身是一项系统工程，具有多元化的功能，对幼儿进行健康评估可以从多方面推动和促进幼儿健康水平的发展。

（一）诊断功能

在面对幼儿健康问题时，通过系统的调查和测量，来获得有关事实的资料，然后对这些资料进行分析、归纳、推理、判断，确定或推测与健康问题有关的行为和影响因素，以及获取健康教育资源的过程，从而为确定健康教育干预目标、策略和措施提供基本依据。

通过幼儿健康评估，可以及时发现现状与预定目标之间的差距，找到问题所在，明确努力方向。评估是发现和诊断问题的有效手段，对幼儿的健康能力和实际健康发展状况进行评估，有助于根据评估结果对幼儿做出各方面不同程度的分类，便于面向全体幼儿制订合理的教育计划，以及对个别幼儿进行针对性的教育和辅导。

（二）改进功能

在幼儿健康评估过程中，发现问题和不足，可以及时通过信息反馈，引起被评估对象的注意，然后根据评估标准、评估结果采取相应的改革措施，促进幼儿健康工作的改进。所以，幼儿健康评估既是幼儿健康教育改革与发展的重要内容，也是幼儿健康教育发展的动力。幼儿健康评估的终极意义，在于向增加其价值的方向来改进现状。

（三）激励功能

通过严肃认真的评估工作，尤其是将适宜的评估和相应的奖惩制度相结合，可以使幼儿健康教育工作者认识到自身工作的成绩和缺点，引起其改进工作的内在需要与动机，增强改善意识，调动其工作积极性。幼儿健康教育的发展和工作质量的提高，在很大程度上需要这种内在动力的发掘与增强。

（四）鉴定功能

幼儿健康教育是在一定教育目标指导下实施的，健康教育活动是否达到既定的目标，需要通过评估作出鉴定。评估可以是全面的、综合的，如根据目标，判断幼教机构的健康管理工作、教师工作、家长工作、幼儿健康发展等各方面达到目标的程度，为划分不同类别的幼教机构提供参考；也可以是单项性的，如鉴定托幼机构健康环境建设的情况，为上级主管部门制订工作计划提供参考，或者评估幼儿的健康发展水平，便于选拔和发现人才或者因材施教等。此外，通过评估鉴定，还可以为制定合理的奖惩制度提供客观依据。

第三节　幼儿健康状态评估标准

评估标准是指人们在评估活动中应用于对象的价值尺度和界限。它是评估对象的各项指标达到相应程度的要求，是事物质变过程中量的规定。评估标准是评估方案的核心部分，是人们价值认识的反映，评估标准客观公正是其具有科学性的重要依据。

一、幼儿健康状态评估标准的分类

（一）绝对标准与相对标准

绝对标准是指不管评估对象与评估条件如何，均使用一个评估标准，使用这种标准，可以增加可比性，如卫生部（现国家卫生健康委员会）2009 年公布的《中国 7 岁以下儿童生长发育参照标准》就属于绝对标准。

对个体幼儿进行生长发育评估时，只需将某项指标的实测值与当地同性别、同年龄幼儿的生长发育相应指标进行比较，根据所得标准差就可以确定生长发育水平。个体幼儿的实测数值在均值 2 个标准差范围内（即中上等、中等、中下等）均可视为正常，这个范围包括了大约 95% 的幼儿，但是在此范围之外的，也不能一概认定为异常。例如，体重处于"下等"的幼儿，在排除疾病的影响后，要了解其营养状况。总体来说，对于这些幼儿应进行密切追踪观察，结合体格检查确定其是否属于发育异常。

相对标准是指根据评估目的、评估对象和评估条件的不同，采用不同的标准。

（二）定性标准与定量标准

定性标准是指用评语或等级作为标度的标准。比如，在对幼儿教师组织的健康教学活动进行评估时，经常采用评语作为指标项目：教学目标明确、教学方法恰当、教学步骤严谨合理等，所有指标用"很好""比较好""一般""较差"代表四个等级的标度，评估时，根据教师的教学实际情况，选择其中一个标度进行评估；再比如，在评估幼儿参与相关健康活动的主观兴趣时，常用"优""良""中""可""差"来评定（见表1-4）。

表 1-4 幼儿参与户外体育活动的兴趣评估表

等级	评估标准
优	由自己的兴趣和愿望支配，主动参与户外体育活动。
良	受特定环境或活动内容影响，主动参与户外体育活动。
中	看到其他小朋友积极参与活动后自己跟着做。
可	在成人或教师要求下参与户外体育活动。
差	不愿参与户外体育活动。

定量标准是指用数字或者分数作为标度的标准。如幼儿的生长发育达标情况，可以规定身高体重达标 90% 以上的班级为优秀，达标 80%～89.9% 为良好，达标

70%～79.9%为中等，达标60%～69.9%为合格，60%以下为不合格，将测量结果填入评估表（见表1-5）。

表1-5　全园幼儿生长发育评估表

_____幼儿园____班　　　　评估人：_____　　　　____年____月____日

班级	总人数	参评人数	身高达标率		体重达标率		营养状况						备注
			人数	%	人数	%	好		中		差		
							人数	%	人数	%	人数	%	

二、幼儿健康状态评估标准的制定

幼儿健康状态评估就是把幼儿的实际健康状况与幼儿健康发展的预定目标进行比较，并作出有价值的判断的过程。

（一）指标体系的制定

幼儿健康状态评估指标体系是由幼儿健康各个方面、各个层次的指标组成的一个有机整体。在这个指标体系中，任何一个具体的指标只能反映目标的某一部分，整体指标体系才能反映出评估对象的总目标或整体目标。

1. 草拟指标体系

草拟指标体系，首先要做好前期调查研究和资料搜集工作，取得编制指标体系时所需要的数据；然后，根据明确的评估目标，在深入分析与理解的基础上，将评估目标进行分解。由于幼儿健康状态评估的复杂性，对目标进行一次分解通常不能达到评估的可测性，因此，需要在目标和指标之间设置若干中间过渡环节，一层一层地分解下去，把目标分为越来越精细的层次，最后落实到具体可测的指标。

2. 改善指标体系

初步的指标体系形成后，必须慎重而仔细地分析各项指标的内涵，保证指标的合理性、完整性和相互独立性。以对健康活动区域安排的评估为例，健康活动区域的器材是否丰富、场地布置是否合理以及活动器材的教育性等是评估活动区域安排的关键问题，所以，选择这些相关内容进行评估就比较合理。

评估指标体系中的指标项目不宜过多，所以要尽可能全面考虑指标的合理归属。我们要对评估的信息来源、人力、物力等各个方面逐一考察，还要从评估对象的实际情况出发，对于不同发展地区有层次上和规格上的区别。

（二）标准体系的制定

幼儿健康状态评估标准是对评估对象的各项指标在数量或质量上进行判断的准则，没有该标准，评估工作就无法开展和进行。

1. 基本要求

评估标准是评估的准则和尺度，因此，无论是标准的内容还是标准的等级和标度，都必须反复推敲，力求客观严谨。

制定评估标准时，相关内容应与上级的标准体系和要求保持一致，在同一评估指标体系中，各项指标的标准等级应相同，比如，将标准定为五个等级，第三级表示中间水平，那么每项指标都应该按照这个标准设定等级。另外，评估标准还要符合实际，尽量具体，减少抽象化的概念和词条；在制定等级时，不要过于精细，以免增加操作难度。

制定评估标准还应了解国内外制定标准的经验，吸收多学科的研究成果，利用先进的技术和手段，确定各项评估标准的内容和内涵，同时要区分和鉴别评估对象在该指标方面的不同程度，使评估标准能够正确引导幼儿健康教育和评估工作。

2. 主要方法

幼儿健康状态评估标准多用评语和分级定量的方法，所以在进行评语编制时，除了一般性的文字要求外，还要注意在同一个评估方案中，使用的概念应保持一致。在划分等级和编制等级评语时，要在程度和数量上保持等距和连续，形成一个连续的层层递进的关系。在编制末等评语时，坚持用正面语言，通过正面用词婉转表达对这个等级的评定。比如在评估幼儿参与体育活动的主动性时，可以用"需要他人引导或帮助参与体育活动"。

在划分等级时，应采用合理的符号作为等级符号。比如，我们常采用"优、良、中、可、差"作为五等分级的符号，这样的符号很容易让人做出中等的选择，所以我们可以改用"Y、A、B、C、D"这样的符号；再比如，采用五等分级制评价，容易使评估者"居中"选择，我们可以改用四等分级制或者六等分级制，避免"中间化"倾向，使评估更加客观公正。

3.编制步骤

编制评估标准首先要成立一个由领导、相关专家和工作人员组成的草拟评估标准的专门小组,大家一起研究评估指标体系,对每项指标的内涵、彼此之间的关系等寻求统一认识,搜集国内外相关的评价标准,调查讨论预设标准的框架和可行性,然后由专人分头起草评估标准草案。

在起草评估标准草案的基础上,邀请专家对草案进行论证,提出修改意见,根据论证的意见和建议,对草案进行再修改。

修改后,通过调查、访问以及问卷等方法,广泛征求相关领域工作人员、教学人员的意见,在此基础上进行再次修改后,可以选择有代表性的单位进行试评,根据试评的结果,对标准体系进行有针对性的改进,最后定稿。

(三)计量体系的制定

对指标进行测量需要一个计量标准,因此,我们要对各项指标赋予相应的权重。根据评估目标的不同,指标体系中的要素所占比重也是不同的。如何把指标体系、标准体系这些单项的指标判断综合起来,以及实现定性评估和定量评估的结合,就需要计量体系来融合和连接。

计量就是利用技术和法制手段实现单位统一和量值准确可靠的测量,也就是说将未知量与规定的已知量进行比较,从而对这个未知量加以测定的过程。在幼儿健康状态评估中用到的计量,就是用一个规定的评估标准作尺度,对评估对象进行测量和评定的过程。不难看出,幼儿健康状态评估的计量和日常生活中的计量是不太相同的,它不能被直接测量,需要一个从定性向定量转化的过程。

幼儿健康状态评估的计量过程,通常由加权和计分两个要素组成。加权就是根据指标体系中各个具体指标的重要程度,赋予相应的权重;计分就是根据各项指标所评等级的标度值和权重,最终获得评估分数。加权体现的是计量的侧重点,计分是计量的主要内容,这两个要素结合在一起,就形成了计量体系。

幼儿健康状态评估不仅要求对指标体系中的各项指标做出评判,而且要求对评估对象做出综合评估,这就需要对各级、各项指标在整个指标系统中的贡献、地位、重要程度进行分析确定,赋予相应的权重值,再把对各项指标的评估值进行统计分析,最后得出总评价值。

通过加权对评估结果进行综合统计时,常用的表示方法是:

$$S = \sum W_i X_i (W_1 X_1 + W_2 X_2 + \cdots + W_n X_n)$$

式中，S 表示总评价值；

W_i 表示指标 i 在指标体系中的权重数（$i = 1$，2，$3 \cdots n$）；

X_i 表示指标 i 的评估值；

$\sum$ 是求和符号；

n 表示指标的项数。

加权分为单项加权和总体加权。单项加权是对评估项目的各个指标进行加权。这种加权是先将权重值根据重要程度赋予到一级指标，然后再随一级指标的分解将对应的权重值分解下去，直到最后一级。为了保证评估的信度和效度，有时在评估工作中采用总体加权的方法，也就是对评估得到的总分进行加权。加权的形式是指权重值的表现形式或者数字形态，一般为小数或百分数。主要方法有归一化法、特尔斐法、层次分析比较法，具体内容可以自行搜索查阅。

加权与结构

第四节　幼儿健康状态评估程序与规范

一、幼儿健康状态评估基本流程

幼儿健康状态评估的方案编制完成后，就可以将方案拿到实际评估工作中实践。在实施过程中，无论是评估工作的准备，还是具体评估工作的开展和总结，都会面临并需要解决各种情况和问题。

（一）评估实施的准备阶段

评估实施的准备阶段，是具体健康状态评估在实施前的预备工作，是评估实施过程的有机组成部分。准备阶段工作细致、充分、全面，可以为高质量的评估打下良好的基础。

1. 组织准备

由于幼儿健康状态评估不是一个单项的评估，它是对幼儿健康综合性的评估，具有系统性，应该组建一个专门的评估集体，比如确定评估人员，聘请有关专家做指导，或由健康管理人员、科研人员、幼教专家等成立一个专门的评估委员会。在较大型的评估工作中，还可以设立一些专题评估小组。评估机构（小组）的工作成员应根据实际情况进行分工，做到各司其职，认真负责。

2. 文件材料等的准备

评估工作需要准备各种文件，包括各种对象（评估专家、管理人员、科研人员、教师或家长等）需要填写的表格及详细的填写说明，各类资料的汇总表格等。这些表格应根据实际需要复印多份，使每位评估者能人手一份。此外，实施评估工作时所使用的测量工具、计量用品以及办公用品等，也需要提前准备。

(二) 评估实施阶段

评估实施阶段是幼儿健康状态评估工作的核心部分，一般包括宣传动员、资料搜集、汇总分析三个环节。

1. 宣传动员

评估者应向有关工作人员进行宣讲，指导工作人员或家长、教师正确解读评估的意义和目的，正确对待评估工作以及结果，要求执行评估方案的工作人员对照标准严格执行，避免主观偏向，杜绝弄虚作假；对被评估幼儿进行恰当引导，使幼儿建立积极的测评态度和情绪，保持良好的心态和状态，在评估工作中积极主动配合。

2. 资料搜集

资料搜集工作是评估实施过程中最为复杂的具体工作，不仅用时长，还需要付出大量精力、财力和物力。这个阶段的工作，要求评估者具有较高的专业素质及良好的工作态度，能够根据健康状态评估实施方案，对评估对象进行细致的测量、访谈、观察等，并做好相关记录。

3. 汇总分析

经过相关的测量、访谈或观察，会产生大量的资料，评估工作人员应根据每个具体项目的具体数据进行评分，即根据评估对象的实际状况，比对评估方案中的指标，认定相应的分值或者等级，其中应特别注意评分可信度的提升。然后对获得的评估资料进行及时汇总整理。

评估实施过程中的各个环节，相辅相成，缺一不可，任何一个环节的疏漏，都有可能直接影响评估的结果。因此，评估的组织者应做好全面的规划，统筹安排，严格监督，保证评估工作高质量顺利完成。

4. 结论

评估是为了更好地促进幼儿的健康状况，指导幼儿健康活动的开展，所以，应将评估结果及结论以报告的形式反馈给相关机构或人员。

（三）评估结果的反馈阶段

根据标准对测量所获得的信息做出价值判断，对评估结果进行分析，给出改进意见或对下一环节开展评估工作提出建议。

二、幼儿健康状态评估实操规范

通过学习幼儿健康状态评估的指标体系、标准体系和计量体系的编制方法，掌握三者之间的关系，我们就可以编制幼儿健康状态评估方案。首先应将目标分解形成指标体系，然后根据指标体系界定评估尺度形成标准体系，最后按照不同指标在指标体系中的重要地位确定权重值，这三项工作全部完成，一个科学的幼儿健康状态评估方案才能编制完成。

下面，我们根据上述顺序，编制一份幼儿健康状态评估方案（幼儿动作能力发展方面）。

（一）制定指标体系的实操规范

幼儿健康发展总目标中的动作能力发展可以逐层分解为三级指标（见表1-6），然后形成专项指标体系。

表1-6　幼儿动作能力发展评估目标指标体系

一级指标	二级指标	三级指标
动作能力	大肌肉动作能力	基本动作技能
		综合动作技能
		队形体操
	小肌肉动作能力	使用文具
		使用工具
		构建造型

（二）制定标准体系的实操规范

指标体系建立以后，应确定评估方案的评估等级标准，并为各等级分别赋值，制定相应的评估标准，从而使每一项指标具备可操作性。表1-7是以幼儿动作能力发展为例制定的评估标准体系。

表 1-7　幼儿动作能力发展评估标准体系

一级指标	二级指标	三级指标	评估标准			
			5分	4分	3分	2分
动作能力	大肌肉动作能力	基本动作技能	基本动作姿势正确，动作协调灵敏，能控制方向，动作干净利索。	动作姿势基本正确，比较协调，能控制大体方向。	动作姿势不是很正确，协调性、灵敏性比较差，多余动作比较多。	动作姿势不正确，协调性、灵敏性差，没有方向感。
		综合动作技能	能用多种方法使用运动器材和设备，能掌握比较复杂的动作技能，平衡性好。	能用多种方法使用运动器材和设备，能做比较复杂的动作，平衡性一般。	能用简单的方法使用运动器材和设备，比较复杂的动作掌握得不好，平衡性较差。	不会使用运动器材，不能做复杂的技术动作，平衡性差。
		队形体操·	能根据信号变换队形及身体状态（转体、下蹲等），能按节拍准确做动作。	能根据信号变换队形及身体状态（转体、下蹲等），按节拍做动作基本准确。	能根据信号变换队形及身体状态（转体、下蹲等），动作的准确性差。	不能根据信号做动作。
	小肌肉动作能力	使用文具	能正确熟练使用文具进行书写、画画、涂色等活动。	能正确且比较熟练地使用文具进行书写、画画等活动。	能使用文具进行书写、画画等活动，姿势比较正确，不熟练。	能使用文具进行书写、画画等活动，但姿势不正确。
		使用工具	能使用多种工具进行简单的设计制作，方法正确。如折、粘、剪等。	能使用多种工具进行简单的设计制作，方法基本正确。如折纸、粘贴等。	能使用工具进行简单的作品制作，方法不太正确。	不能使用工具进行美工活动。
		构建造型	能用多种材料建造大型、复杂造型。	能用工具与材料进行较复杂的造型。	运用工具和材料进行构建活动的能力较差，造型简单。	不能使用工具和材料进行构建活动。

（三）制定计量体系的实操规范

在制定指标体系和标准体系的基础上，根据各项指标在指标体系中的作用和地位，赋予它们不同的权重值，就形成了最终的计量体系。例如，我们对幼儿健康发展评估指标体系中的一级指标进行权重咨询与分析后，确定其动作能力一级指标的权重值是0.28，我们在每一级指标的后面标出其各自的权重值；依次类推，二级指标也根据各自的重要性分别赋予相应的权重值，二级指标进一步分解后，三级指标分别赋予相应的权重值。由此，我们可得到幼儿动作能力发展评估方案权重值分配表（见表1-8）。

表 1 - 8　幼儿动作能力发展评估方案权重值分配表

一级指标	二级指标	三级指标
动作能力（0.28）	大肌肉动作能力（0.5）	基本动作技能（0.4）
		综合动作技能（0.3）
		队形体操（0.3）
	小肌肉动作能力（0.5）	使用文具（0.3）
		使用工具（0.3）
		构建造型（0.4）

　　权重值分配完成后，应该说，基本完成了一份健康状态评估方案的编制工作。基于前面指标体系、标准体系、计量体系的建立，我们就形成了完整的幼儿健康发展评估方案。

幼儿健康发展评估
方案

第五节　幼儿健康状态评估常用方法

　　幼儿健康状态评估具有多种目的和广泛的内容，应根据具体情况和实际需求，选择合适的评估方法。下面，简介几种常用的评估方法。

一、专项评估和综合评估

　　根据评估的内容和范围，可以分为专项评估和综合评估。

（一）专项评估

　　专项评估是指对整体评估内容分为几个方面，并分别予以测量与评估。例如，对幼儿身体形态、体能、安全自护等方面分别进行观察测评，评估幼儿在各个方面的发展处于何种水平和相对地位。又如，对幼儿体能进行评价时，可根据速度、耐力、灵敏性等方面分别加以评估，各自评定等级（见表 1 – 9）。

表 1 – 9　幼儿体能发展的分解评估

项目	A	B	C	D	E
速度素质	√	√		√	
力量素质	√	√	√		
耐力素质		√		√	
灵敏性素质	√		√		√
柔韧性素质		√			
等级	优	良好	一般	较差	差

（二）综合评估

综合评估是指对评估内容的整体情况进行评定。以幼儿安全自护能力评估为例，由评估者根据对幼儿的观察，凭直观和整体印象进行综合分析后，直接给出一个评语或者一个等级。选择综合评估时应注意，测评者必须是经验丰富的业内专家或者特级教师，在评估过程中评估者依靠直观观察就可以获得大量的信息，从而做出评判。

在实际的健康状态评估过程中，综合评估常与专项评估结合起来使用。专项评估是幼儿教育中最为常用的一种评估方法：先将各部分内容分别进行测评，再用综合评估法进行整体评估。综合评估体现评估对象的整体性，是专项评估的整合与总结，所以，两者结合进行幼儿健康状态评估必不可少。表 1 – 10 就是结合了幼儿各项指标后运用综合评估对幼儿体质健康状态测评的评估表。

表 1 – 10　幼儿体质健康状态评估表

姓名：_____　　　　日期：_____　　　　评估者签名：_____

体格健康	等级				体能健康	等级			
	优	良	可	差		优	良	可	差
身高					折返跑				
体重					立定跳远				
坐高					网球掷远				

续表

体格健康	等级				体能健康	等级			
	优	良	可	差		优	良	可	差
胸围					双脚连续跳				
头围					坐位体前屈				
皮褶厚度					走平衡木				
综合评估									

由表 1-10 可以看出，对幼儿体质健康状态的评估既使用了专项评估，又使用了综合评估。先将幼儿的体质健康分为体格和体能两大方面；然后将幼儿的体格健康进一步分为身高、体重、坐高、胸围、头围、皮褶厚度 6 个方面，将体能健康进一步分为折返跑、立定跳远、网球掷远、双脚连续跳、坐位体前屈、走平衡木 6 个测试项目。每一个单项都分为优、良、可、差四个等级，测评者可逐项给出评估等级。在专项评估的基础上，表 1-10 中又给出了专门的分栏项，供测评者根据专项评估的结果，进而对幼儿体质健康做出综合评估。

二、定量评估和定性评估

（一）定量评估

定量评估就是用数字表示评估的标准和结果。其工作基础是开展高标准、高质量的测量，用客观的方法如实验设计的方法和客观资料的方法对测量结果进行某种价值判定。例如，幼儿大肌肉动作能力定量评估可用表 1-11 实施。

表 1-11 幼儿大肌肉动作能力评分表

项目	内容	方法	评分标准					
			6 分	5 分	4 分	3 分	2 分	1 分
大肌肉动作	平衡	测试	在小体积物体上能单脚站立。	在设有高障碍（≥10cm）的平衡木上行走。	在设有低障碍的平衡木上行走。	在平衡木上自然行走（高 30cm，宽 20cm）。	在斜面上上下行走（长 2m，最高点距地面 30cm）。	在地面上画的平行线内行走（长 10m，宽 20cm）。

续表

项目	内容	方法	评分标准					
			6分	5分	4分	3分	2分	1分
大肌肉动作	折返跑	测试	5m折返跑20m：10秒。	5m折返跑20m：11～12秒。	5m折返跑20m：13秒。	5m折返跑20m：14秒。	5m折返跑20m：15秒。	5m折返跑20m：16秒。
	悬垂	测试	双手悬吊40秒。	双手悬吊30秒。	双手悬吊20秒。	双手悬吊15秒。	双手悬吊10秒。	双手悬吊5秒。
	拍球	测试	单手在间距30cm的平行线内拍球走20m。	单手拍球走20m。	单手拍球走10m。	左右手轮流拍球20次。	单手连续拍球20次。	单手连续拍球5次。
	连续跳	观察	双脚连续跳过长10m、间距为80cm的圆，8秒。	左右脚依次跨跳过长10m的直线两边的圆，10秒。	单脚连续跳过10个间距50cm的软方块，10秒。	单脚跳过间距较小的圆10秒。	双脚连续跳过间距为50cm的方格。	双脚连续跳5m的直线。

依据表1-11，可以进一步制定幼儿大肌肉动作发展情况评估记录表（见表1-12）。

表1-12　幼儿大肌肉动作发展情况评估记录表

_____幼儿园____班　　　　评估人：_____　　　　_____年___月___日

姓名	性别	年龄	大肌肉群动作项目					备注
			平衡	折返跑	悬垂	拍球	连续跳	

（二）定性评估

定性评估是指对事物（指标等）在进行特性描述和材料分析的基础上，制定出定性评估标准后实施的一种评估类型。

定量评估和定性评估各有所长，定量评估比较客观、准确，但并不是所有的健康教育现象都可以量化，而且带有"质"的变化的一些特点不能用数字表示；定性评估比较全面，但容易掺杂较多的主观因素。因此，评估者应根据具体情况选择合适的方法，或者将两者结合起来使用。表1-13是定量评估和定性评估的结合。

表 1 - 13　小班幼儿健康活动评估表

项目	评价标准	评优等级				得分
		优	良	中	差	
身体动作发展	身高体重适宜： 男孩身高：94.9～111.7cm；体重：12.7～21.2kg。 女孩身高：94.1～111.3cm；体重：12.3～21.5kg。	5	4	3	1	
	在提醒下能自然坐直、站直；能双脚灵活交替上下楼梯。	5	4	3	1	
	能沿地面直线或在较窄的低矮物体上走一段距离。	5	4	3	1	
	能身体平稳地双脚连续向前跳；能单脚连续向前跳 2 米左右。	5	4	3	1	
	能快跑 15 米左右；能行走 1 公里左右（途中可适当停歇）；分散跑时能躲避他人的碰撞。	5	4	3	1	
	能双手抓杠悬空吊起 10 秒左右；能单手将沙包向前投掷 2 米左右；能双手向上抛球。	5	4	3	1	

三、自我评估和他人评估

（一）自我评估

自我评估就是评估者对自己进行评估。幼儿的自我意识水平随年龄增长而提高，幼儿初期，其更多依赖成人对自己的评估，到了 5 岁左右，幼儿的自我意识进入发展关键期，可以尝试开展自我评估。

幼儿进行自我评估，依赖于成人正确的教育和引导。在组织活动中，在教师有针对性的教育下，幼儿应自觉认识自己的能力，体验学习过程的成功和失败；活动结束后，教师应该有意识地组织幼儿进行自我评估，引导幼儿客观、公正地评估自己的行为和能力，学会调节和控制自己的行为，逐渐形成良好的个性品格。

自我评估易于进行，因此幼儿在每次活动后或每天、每周活动中都可以进行自我评估，其缺点是容易带有主观性。作为评估者，应及时了解幼儿自我评估是否全面客观，是否独立恰当。表 1 - 14 是一个评价幼儿自我评估的标准，可以评判幼儿自我评估是否恰当。

表 1 - 14　评价幼儿自我评估的标准

等级	恰当合理	比较恰当	不合理
自评与实际成绩。	自评与实际成绩一致。	自评与实际成绩相差一个等级（高或低）。	自评与实际成绩相差两个等级或以上（高或低）。

幼儿的自我评估水平与评估活动的具体内容、自身态度密切相关，评估内容越简单、越具体，有参照标准，对活动参与度高，幼儿的自我评估水平就会越高。

绝对评估和
相对评估

（二）他人评估

他人评估就是除自身以外的其他人或其他组织对被评者做出的评估。他人评估可以是教师对幼儿做出的评估，也可以是幼儿之间的互评，家长对幼儿的评估等。表1-15是一个家长对幼儿在家中的生活习惯和自理能力方面的调查评估。

表1-15　幼儿在家健康活动调查评估表

项目	评估标准	等级			
		优	良	可	差
生活习惯与自理能力	懂得健康的重要性，能按时安静地吃饭和休息，吃饭不挑食，讲究卫生。				
	整理自己的东西，不乱丢乱放。				
	能认识常见的安全标识，懂简单的自救技能（走失、着火等）。				
	良好的站姿与坐姿，喜欢参加户外活动。				

本章小结

必备知识		操作技能
1.幼儿健康活动体系的构成要素； 2.幼儿健康评估的目标与功能； 3.幼儿健康状态评估的标准、基本流程、实操规范与常用方法。	幼儿健康评估与指导概述	1.评估标准的制定（指标体系、标准体系、计量体系）； 2.健康评估方案的编制方法。

同步练习

一、名词解释

幼儿健康活动　幼儿健康评估　幼儿健康状态评估方案

二、简答题

1. 简述幼儿健康评估的主要功能。

2. 简述幼儿健康状态评估标准的主要分类。

3. 简述幼儿健康状态评估方案的制定标准和主要内容。

4. 简述幼儿健康状态评估的基本流程。

三、分析讨论

1. 如何有效研制幼儿健康状态评估指标体系、标准体系和计量体系？

2. 如何运用定量评估与定性评估方法对幼儿健康状态进行评估？

四、拓展学习与实践

1. 检索和阅读与幼儿健康状态评估相关的材料，拓展学生理论视野。

2. 分组合作编制一份幼儿体育活动健康状态自选专项评估方案。

第二章 幼儿身体形态与动作发展健康水平测量与评估

学习目标

1. 掌握幼儿健康水平测量的基本内容；
2. 熟悉幼儿身体形态与动作发展的常用测量方法；
3. 了解幼儿身体形态与动作发展健康水平评估的具体标准；
4. 初步掌握幼儿身体形态与动作发展健康水平的基本干预手段。

学习重难点

1. 幼儿身体形态与动作发展健康水平各项指标的测量方法与评估标准；
2. 幼儿身体形态与动作发展之间的联系及评估工作衔接。

学习方法

自主学习、集体讨论、实操练习。

1. 指导学生通过实训掌握幼儿身体形态与动作发展健康水平测量与评估的基本技能；
2. 指导学生掌握基于评估的幼儿身体形态与动作发展干预方案的制定方法。

第一节 幼儿健康状态测量程序与方法

测量是根据一定的标准，对人、事物的属性或现象的实态作出事实判断，并赋予一定意义上的数值的过程。评估则是以测量得到的数据为基础，将数据进行分析，在一定价值观的指导下，发现被测个体在这些方面存在的问题，并提出相应的促进策略或建议。

健康测量是依据一定的规则，根据被测对象的性质或特征，用数字来反映健康概念及与健康有关的事物或现象。狭义的健康测量主要指运用直接反映人体健康状况的指标进行的测量；广义的健康测量是指对个体或群体的身体、心理和适应能力等方面，通过量表或仪器的测量，用数字来反映与健康有关的事物或现象。

一、工作程序

（一）工作准备

进行幼儿健康测量前，应做好相关准备工作：如与幼儿家长沟通，解释健康测量的目的，征得其同意及配合；提前准备所需用具及物品，比如需要填制的表格、测量的场地、测量的器材等，测量场地应安静、温暖、舒适、光线充足。

（二）仪器的安装与校准

在正式测量前，需要按照器材说明书进行测量仪器的安装和校准，以便更好地控制系统误差。

(三) 记录姓名

将受测人的姓名、性别填写到相应表格中，使用楷书，书写工整，字迹清晰。

(四) 身体测量

按照测量项目的要求进行测量，在测量身高和体重的过程中，注意测量的标准化，控制好误差。

(五) 记录测量数据

将测量得到的数据填写在测量记录表中，注意按照各项目的要求保留小数，书写工整，字迹清晰。

二、主要方法

(一) 体格测量

幼儿体格测量主要包括身高、体重、头围、胸围、坐高、上臂围、皮褶厚度等内容，是幼儿生长发育和营养状况评价的重要内容之一，这项工作完成的质量直接关系到幼儿身体发育与营养状况评价的准确性。因此在正式测量前，应对参与人员进行体格测量标准化培训。

体格测量标准化

体格测量标准化是为了减少测量误差而建立的一种方法，主要是为了规范测量程序与操作，保证测量结果的准确度和精确度，有利于参与测量的工作人员进行标准化评定，分析和找出测量中出现的问题和原因，使体格测量工作达到规范化、系统化和科学化。

(二) 动作发展测量

幼儿动作发展测量主要采用粗大运动评定量表（GMFM）、Peabody 运动发育量表、中国儿童发展量表（CDCC）、中国 3 ~ 6 岁儿童体质健康测试标准等量表进行。

幼儿动作发展测量可以分为结果测量和过程测量。结果测量主要测查幼儿的动作技能达到了什么样的程度，测查结果也多以数量或数据显示。这种测量用的是标准化题目，比如各种测量量表、体质健康测试等，一般情况下，无论谁进行测量，获得的结果都是相同的。但是结果测量很容易受幼儿紧张、害怕等情绪影响，这就要求测量者要善于把握测量的现场气氛，让幼儿在轻松、愉快的环境中完成相关任务，保证测量数据的准确性和真实性。

过程测量主要是测查幼儿在进行某些大肌肉动作和精细动作技能时身体是如何活动

的，其目的是测查运动本身的形式或质量。比如大肌肉动作技能中摆臂的姿势、精细动作技能中动作的衔接等，这些在结果测量中是体现不出来的，过程测量能够弥补结果测量的不足，在结果测量数据分析的基础上，发现幼儿动作发展中存在的具体问题，以及产生问题的具体原因。

（三）心理行为发育测量

幼儿心理行为发育测量常用的方法有观察法、调查法和测验法。其中调查法分为谈话法和问卷法，测验法包括筛选检查法、人格测验法等。

观察法是在自然条件下，观察者为评价幼儿的心理发育状况而进行的有计划的知觉过程。要求观察者有明确的观察目的，具备记录、整理、分析和综合观察并获取相关资料的能力。

谈话法是对幼儿进行心理发育评价时为获取所需要的相关信息而采取的一种简单且普遍运用的方法，通常采取与幼儿或与幼儿熟悉的人谈话的方式进行。

问卷法即书面调查，由于不受空间的限制，一般可以在较短的时间内获得丰富的资料。由于幼儿没有书面语言文字能力，问卷测验往往由幼儿的父母或老师来回答。

筛选检查法只提供对幼儿粗略的评价，以发现幼儿是否存在心理障碍和行为问题，而不能作结论性判断。

人格测验法主要用于评估个性心理特征，是心理诊断的一种技术，分为结构不明确的投射测验和结构明确的问卷测验两大类。

（四）实验室及其他辅助测量

主要包括血常规检查、听力筛查、视力检查等。

（1）血常规检查：主要检查血液的细胞成分。一般情况下，婴儿6～9个月龄检查1次，1～6岁幼儿每年检查1次。

（2）听力筛查：一般新生儿在出生48小时之后要接受初次听力筛查，未通过的需在42天内接受听力复查，如果还未通过，需在3个月内进行听力诊断性检查；在婴幼儿6个月、12个月、24个月和36个月龄各进行1次听力筛查。

（3）视力检查：健康婴幼儿应在出生28～30天进行首次眼病筛查，然后在3个月、6个月、12个月龄和2岁、3岁、4岁、5岁、6岁时进行阶段性眼病检查和视力检查。4岁以后，每年采用国际标准视力表或标准对数视力表灯箱进行一次视力筛查。

（4）其他检查：根据幼儿具体情况开展尿常规、膳食营养分析等检查。

第二节　幼儿身体形态健康水平测量与评估

幼儿身体形态指标是指幼儿身体及各部分在形态上可测出的各种量度，如长、宽、围度、重量等，可用来衡量幼儿的发育水平和速度。最常用的形态指标是身高和体重，此外还有头围、胸围、皮褶厚度等。

通过与世界卫生组织（WHO）发布的数据和《中国7岁以下儿童生长发育参照标准》中的数据对比不难发现，婴幼儿的成长受到诸多因素的影响，体现了性别、社会、经济和文化等方面的差异（见表2-1）。

表2-1　婴幼儿期体重与身高对比表

月龄	WHO 标准				中国标准			
	体重（kg）		身高（cm）		体重（kg）		身高（cm）	
	男	女	男	女	男	女	男	女
0	3.3	3.2	49.9	49.1	3.32	3.21	50.4	49.7
6	7.9	7.3	67.6	65.7	8.41	7.77	68.4	66.8
12	9.6	8.9	75.7	74.0	10.05	9.40	76.5	75.0
24	12.2	11.5	87.1	85.7	12.54	11.92	88.5	87.2

一、形态指标的测量

（一）体重测量

体重指人体的总重量，是身体各组织、器官系统、体液的总体重量。其中，体脂和体液容易受疾病的影响而发生波动，所以体重是反映幼儿生长发育与营养状况的灵敏指标，也是临床计算补液量和给药量的重要依据。

1.测量方法

婴儿可采取卧位测量（见图2-1）；1～3岁幼儿可采取坐位测量（见图2-2）；3岁以上幼儿可采用站位测量（见图2-3）。测量应在测量对象晨起空腹排空大小便后进行，每次测量应在同一磅秤、同一时间进行，称重前必须校正磅秤，保证其准确性和稳定性。

图 2-1 卧位测量

图 2-2 坐位测量

图 2-3 站位测量

2. 测量工具

根据测量对象不同，使用的体重测量工具也应适当调整，见表 2-2。

表 2-2 体重测量工具推荐表

年龄（岁）	测量工具	最大称重范围（kg）	精确度（kg）
<1	盘式电子（杠杆）秤	10～15	0.01
1～3	坐式电子（杠杆）秤	20～30	0.05
3～7	立式杠杆秤	50	0.1
>7	立式杠杆秤	100	0.1

3. 评估标准

可以参考《中国 7 岁以下儿童生长发育参照标准》，男女童体重标准见表 2-3、表 2-4。

表 2-3 0～6 岁男童体重标准值（kg）

年龄	月龄	-3SD	-2SD	-1SD	中位数	+1SD	+2SD	+3SD
出生	0	2.26	2.58	2.93	3.32	3.73	4.18	4.66
	1	3.09	3.52	3.99	4.51	5.07	5.67	6.33

幼儿健康评估与指导

续表

年龄	月龄	−3SD	−2SD	−1SD	中位数	+1SD	+2SD	+3SD
出生	2	3.94	4.47	5.05	5.68	6.38	7.14	7.97
	3	4.69	5.29	5.97	6.70	7.51	8.40	9.37
	4	5.25	5.91	6.64	7.45	8.34	9.32	10.39
	5	5.66	6.36	7.14	8.00	8.95	9.99	11.15
	6	5.97	6.70	7.51	8.41	9.41	10.50	11.72
	7	6.24	6.99	7.83	8.76	9.79	10.93	12.20
	8	6.46	7.23	8.09	9.05	10.11	11.29	12.60
	9	6.67	7.46	8.35	9.33	10.42	11.64	12.99
	10	6.86	7.67	8.58	9.58	10.71	11.95	13.34
	11	7.04	7.87	8.80	9.83	10.98	12.26	13.68
1岁	12	7.21	8.06	9.00	10.05	11.23	12.54	14.00
	15	7.68	8.57	9.57	10.68	11.93	13.32	14.88
	18	8.13	9.07	10.12	11.29	12.61	14.09	15.75
	21	8.61	9.59	10.69	11.93	13.33	14.90	16.66
2岁	24	9.06	10.09	11.24	12.54	14.01	15.67	17.54
	27	9.47	10.54	11.75	13.11	14.64	16.38	18.36
	30	9.86	10.97	12.22	13.64	15.24	17.06	19.13
	33	10.24	11.39	12.68	14.15	15.82	17.72	19.89
3岁	36	10.61	11.79	13.13	14.65	16.39	18.37	20.64
	39	10.97	12.19	13.57	15.15	16.95	19.02	21.39
	42	11.31	12.57	14.00	15.63	17.50	19.65	22.13
	45	11.66	12.96	14.44	16.13	18.07	20.32	22.91
4岁	48	12.01	13.35	14.88	16.64	18.67	21.01	23.73
	51	12.37	13.76	15.35	17.18	19.30	21.76	24.63
	54	12.74	14.18	15.84	17.75	19.98	22.57	25.61
	57	13.12	14.61	16.34	18.35	20.69	23.43	26.68

续表

年龄	月龄	−3SD	−2SD	−1SD	中位数	+1SD	+2SD	+3SD
5岁	60	13.50	15.06	16.87	18.98	21.46	24.38	27.85
	63	13.86	15.48	17.38	19.60	22.21	25.32	29.04
	66	14.18	15.87	17.85	20.18	22.94	26.24	30.22
	69	14.48	16.24	18.31	20.75	23.66	27.17	31.43
6岁	72	14.74	16.56	18.71	21.26	24.32	28.03	32.57
	75	15.01	16.90	19.14	21.82	25.06	29.01	33.89
	78	15.30	17.27	19.62	22.45	25.89	30.13	35.41
	81	15.66	17.73	20.22	23.24	26.95	31.56	37.39

表 2 - 4　0～6岁女童体重标准值（kg）

年龄	月龄	−3SD	−2SD	−1SD	中位数	+1SD	+2SD	+3SD
出生	0	2.26	2.54	2.85	3.21	3.63	4.10	4.65
	1	2.98	3.33	3.74	4.20	4.74	5.35	6.05
	2	3.72	4.15	4.65	5.21	5.86	6.60	7.46
	3	4.40	4.90	5.47	6.13	6.87	7.73	8.71
	4	4.93	5.48	6.11	6.83	7.65	8.59	9.66
	5	5.33	5.92	6.59	7.36	8.23	9.23	10.38
	6	5.64	6.26	6.96	7.77	8.68	9.73	10.93
	7	5.90	6.55	7.28	8.11	9.06	10.15	11.40
	8	6.13	6.79	7.55	8.41	9.39	10.51	11.80
	9	6.34	7.03	7.81	8.69	9.70	10.86	12.18
	10	6.53	7.23	8.03	8.94	9.98	11.16	12.52
	11	6.71	7.43	8.25	9.18	10.24	11.46	12.85
1岁	12	6.87	7.61	8.45	9.40	10.48	11.73	13.15
	15	7.34	8.12	9.01	10.02	11.18	12.50	14.02
	18	7.79	8.63	9.57	10.65	11.88	13.29	14.90
	21	8.26	9.15	10.15	11.30	12.61	14.12	15.85

续表

年龄	月龄	−3SD	−2SD	−1SD	中位数	+1SD	+2SD	+3SD
2岁	24	8.70	9.64	10.70	11.92	13.31	14.92	16.77
	27	9.10	10.09	11.21	12.50	13.97	15.67	17.63
	30	9.48	10.52	11.70	13.05	14.60	16.39	18.47
	33	9.86	10.94	12.18	13.59	15.22	17.11	19.29
3岁	36	10.23	11.36	12.65	14.13	15.83	17.81	20.10
	39	10.60	11.77	13.11	14.65	16.43	18.50	20.90
	42	10.95	12.16	13.55	15.16	17.01	19.17	21.69
	45	11.29	12.55	14.00	15.67	17.60	19.85	22.49
4岁	48	11.62	12.93	14.44	16.17	18.19	20.54	23.30
	51	11.96	13.32	14.88	16.69	18.79	21.25	24.14
	54	12.30	13.71	15.33	17.22	19.42	22.00	25.04
	57	12.62	14.08	15.78	17.75	20.05	22.75	25.96
5岁	60	12.93	14.44	16.20	18.26	20.66	23.50	26.87
	63	13.23	14.80	16.64	18.78	21.30	24.28	27.84
	66	13.54	15.18	17.09	19.33	21.98	25.12	28.89
	69	13.84	15.54	17.53	19.88	22.65	25.96	29.95
6岁	72	14.11	15.87	17.94	20.37	23.27	26.74	30.94
	75	14.38	16.21	18.35	20.89	23.92	27.57	32.00
	78	14.66	16.55	18.78	21.44	24.61	28.46	33.14
	81	14.96	16.92	19.25	22.03	25.37	29.42	34.40

（二）身高（身长）测量

身高（身长）是从头顶到足底的全身长度。身高是幼儿身体形态发育最基本的指标之一，用来观察幼儿生长的情况和速度，也可用于观察幼儿骨骼发育水平。

1. 测量方法

3岁以下幼儿可采用卧位测量身长（见图2-4），卧位测量时，头要放正，即眼眶下缘与耳孔上缘在同一水平线上。头顶板与足板必须与测量杆垂直，读取读数时应使测量床两侧的读数一致；3岁及以上幼儿可采用立位测量身高（见图2-5）。测量时，被测者赤足，立正姿势站在身高计的底板上，足跟、骶骨部及两肩胛间与立柱相接触，两眼平视前方，耳屏上缘与两眼眶下缘最低点呈水平位。读数时，双眼应与压板平面等高，精确到小数点后1位。

图2-4　卧位测量

图2-5　立位测量

2. 测量工具

卧式身长测量床或身高测试仪。

3. 评估标准

可以参考《中国7岁以下儿童生长发育参照标准》，男女童身高标准见表2-5、表2-6。

表2-5　0～6岁男童身高（长）标准值（cm）

年龄	月龄	-3SD	-2SD	-1SD	中位数	+1SD	+2SD	+3SD
出生	0	45.2	46.9	48.6	50.4	52.2	54.0	55.8
	1	48.7	50.7	52.7	54.8	56.9	59.0	61.2
	2	52.2	54.3	56.5	58.7	61.0	63.3	65.7
	3	55.3	57.5	59.7	62.0	64.3	66.6	69.0
	4	57.9	60.1	62.3	64.6	66.9	69.3	71.7
	5	59.9	62.1	64.4	66.7	69.1	71.5	73.9
	6	61.4	63.7	66.0	68.4	70.8	73.3	75.8
	7	62.7	65.0	67.4	69.8	72.3	74.8	77.4
	8	63.9	66.3	68.7	71.2	73.7	76.3	78.9

续表

年龄	月龄	−3SD	−2SD	−1SD	中位数	+1SD	+2SD	+3SD
出生	9	65.2	67.6	70.1	72.6	75.2	77.8	80.5
	10	66.4	68.9	71.4	74.0	76.6	79.3	82.1
	11	67.5	70.1	72.7	75.3	78.0	80.8	83.6
1岁	12	68.6	71.2	73.8	76.5	79.3	82.1	85.0
	15	71.2	74.0	76.9	79.8	82.8	85.8	88.9
	18	73.6	76.6	79.6	82.7	85.8	89.1	92.4
	21	76.0	79.1	82.3	85.6	89.0	92.4	95.9
2岁	24	78.3	81.6	85.1	88.5	92.1	95.8	99.5
	27	80.5	83.9	87.5	91.1	94.8	98.6	102.5
	30	82.4	85.9	89.6	93.3	97.1	101.0	105.0
	33	84.4	88.0	91.6	95.4	99.3	103.2	107.2
3岁	36	86.3	90.0	93.7	97.5	101.4	105.3	109.4
	39	87.5	91.2	94.9	98.8	102.7	106.7	110.7
	42	89.3	93.0	96.7	100.6	104.5	108.6	112.7
	45	90.9	94.6	98.5	102.4	106.4	110.4	114.6
4岁	48	92.5	96.3	100.2	104.1	108.2	112.3	116.5
	51	94.0	97.9	101.9	105.9	110.0	114.2	118.5
	54	95.6	99.5	103.6	107.7	111.9	116.2	120.6
	57	97.1	101.1	105.3	109.5	113.8	118.2	122.6
5岁	60	98.7	102.8	107.0	111.3	115.7	120.1	124.7
	63	100.2	104.4	108.7	113.0	117.5	122.0	126.7
	66	101.6	105.9	110.2	114.7	119.2	123.8	128.6
	69	103.0	107.3	111.7	116.3	120.9	125.6	130.4
6岁	72	104.1	108.6	113.1	117.7	122.4	127.2	132.1
	75	105.3	109.8	114.4	119.2	124.0	128.8	133.8
	78	106.5	111.1	115.8	120.7	125.6	130.5	135.6
	81	107.9	112.6	117.4	122.3	127.3	132.4	137.6

表 2-6　0～6岁女童身高（长）标准值（cm）

年龄	月龄	-3SD	-2SD	-1SD	中位数	+1SD	+2SD	+3SD
出生	0	44.7	46.4	48.0	49.7	51.4	53.2	55.0
	1	47.9	49.8	51.7	53.7	55.7	57.8	59.9
	2	51.1	53.2	55.3	57.4	59.6	61.8	64.1
	3	54.2	56.3	58.4	60.6	62.8	65.1	67.5
	4	56.7	58.8	61.0	63.1	65.4	67.7	70.0
	5	58.6	60.8	62.9	65.2	67.4	69.8	72.1
	6	60.1	62.3	64.5	66.8	69.1	71.5	74.0
	7	61.3	63.6	65.9	68.2	70.6	73.1	75.6
	8	62.5	64.8	67.2	69.6	72.1	74.7	77.3
	9	63.7	66.1	68.5	71.0	73.6	76.2	78.9
	10	64.9	67.3	69.8	72.4	75.0	77.7	80.5
	11	66.1	68.6	71.1	73.7	76.4	79.2	82.0
1岁	12	67.2	69.7	72.3	75.0	77.7	80.5	83.4
	15	70.2	72.9	75.6	78.5	81.4	84.3	87.4
	18	72.8	75.6	78.5	81.5	84.6	87.7	91.0
	21	75.1	78.1	81.2	84.4	87.7	91.1	94.5
2岁	24	77.3	80.5	83.8	87.2	90.7	94.3	98.0
	27	79.3	82.7	86.2	89.8	93.5	97.3	101.2
	30	81.4	84.8	88.4	92.1	95.9	99.8	103.8
	33	83.4	86.9	90.5	94.3	98.1	102.0	106.1
3岁	36	85.4	88.9	92.5	96.3	100.1	104.1	108.1
	39	86.6	90.1	93.8	97.5	101.4	105.4	109.4
	42	88.4	91.9	95.6	99.4	103.3	107.2	111.3
	45	90.1	93.7	97.4	101.2	105.1	109.2	113.3
4岁	48	91.7	95.4	99.2	103.1	107.0	111.1	115.3
	51	93.2	97.0	100.9	104.9	109.0	113.1	117.4
	54	94.8	98.7	102.7	106.7	110.9	115.2	119.5
	57	96.4	100.3	104.4	108.5	112.8	117.1	121.6

续表

年龄	月龄	-3SD	-2SD	-1SD	中位数	+1SD	+2SD	+3SD
	60	97.8	101.8	106.0	110.2	114.5	118.9	123.4
5岁	63	99.3	103.4	107.6	111.9	116.2	120.7	125.3
	66	100.7	104.9	109.2	113.5	118.0	122.6	127.2
	69	102.0	106.3	110.7	115.2	119.7	124.4	129.1
	72	103.2	107.6	112.0	116.6	121.2	126.0	130.8
	75	104.4	108.8	113.4	118.0	122.7	127.6	132.5
6岁	78	105.5	110.1	114.7	119.4	124.3	129.2	134.2
	81	106.7	111.4	116.1	121.0	125.9	130.9	136.1

（三）头围测量

头围是指齐眉弓上缘至枕骨结节绕头一周的长度。头围测量对于2岁以下幼儿具有重要观察价值，头围过小，表示脑及颅骨发育不良；头围过大，表示可能为脑积水。

1. 测量工具

无伸缩性软尺。

2. 测量方法

测量时站在幼儿一侧或前方，一手拇指固定软尺0点于幼儿头部一侧眉弓上缘处，经该侧耳上、枕骨结节及另一侧眉弓上缘回至0点，交叉的刻度为头围，应精确到0.1cm（见图2-6）。

3. 评估标准

新生儿平均头围约34cm；1岁内增长迅速，可达到46cm；之后增长速度减慢，2岁时约为48cm；以后每年增长1cm；15岁以后为54～58cm。

（四）胸围测量

胸围是指沿乳头下缘经双肩胛下角下缘水平绕胸一周的长度，它主要反映胸廓、胸背部肌肉、皮下脂肪、肺等身体形态发育状况。

1. 测量工具

无伸缩性软尺。

2. 测量方法

测量时站在幼儿一侧或前方，一手拇指固定软尺0点于幼儿一侧乳头下缘处，软尺贴幼儿皮肤，经该侧腋下、肩胛下角下缘、另一侧腋下及乳头回至0点，交叉的刻度为胸围，取呼气和吸气的中间读数，应精确到0.1cm（见图2-7）。

图2-6　幼儿头围的测量

图2-7　幼儿胸围的测量

3. 评估标准

婴儿出生时平均胸围约为32cm，比出生时头围要小1～2cm，在第一年发育最快，到4个月末时，胸围与头围基本相同；1～1.5岁时胸围超过头围，第二年增长速度明显减慢，平均增长3cm，以后平均每年增长1cm。

其他形态指标的测量

二、评估的程序与方法

幼儿身体形态健康水平评估是指以正常幼儿身体形态测量数据为标准，评估个体幼儿或群体幼儿体格生长发育所处水平及其偏离标准值的程度。对个体幼儿来说，除了判断其生长、营养状况外，还可为某些疾病的诊断提供重要依据；对群体幼儿来说，可以研究其生长发育的规律和特点，从预防角度来看，如果早发现有幼儿偏离正常生长模式的倾向，可以寻找危险因素，及早采取干预措施。

（一）评估程序

幼儿身体形态健康水平评估主要包括指标测量记录、分析测量数据、解释评估结果三个阶段。

1. 指标测量记录

按照前述幼儿身体形态健康水平指标逐项进行测量，除记录测量数据外，还需要通过访谈等形式，全面记录幼儿的健康状况。

2. 分析测量数据

将收集和测量获得的数据进行归纳分析，使用百分位数法、等级评价法和指数评价法，正确评估幼儿健康状况，为选择和确定幼儿身体锻炼方案提供依据。

3. 解释评估结果

根据数据分析结果，确定幼儿身体形态健康状况，并制定相应的指导方案。

(二) 评估方法

幼儿身体形态健康水平评估经常采用的方法有离差评价法、身体指数评价法、三项指标综合评价法。

1. 离差评价法

离差评价法是将个体幼儿的发育数值和作为标准的均值及标准值进行比较，以评估个体幼儿发育状况的方法。在离差评价法中，常用的有发育等级评价法、生长曲线评价法。

（1）发育等级评价法。正常幼儿多数的发育指标是呈正态分布的，而这个正态的分布范围又与均值和标准差有一定的关系（该方法与百分位数法的关系见图2-8），68.26%的幼儿发育水平在均值 ±1 个标准差范围内，95.44%的幼儿发育水平在均值 ±2 个标准差范围内，99.74% 的幼儿发育水平在均值 ±3 个标准差范围内，这说明幼儿的发育水平比较集中地分布在均值上下，离均值越远者越少。一般情况下，均值 ±2 个标准差为形态和生理指标的正常范围，在此范围之外的幼儿，应通过定期连续观察或结合全面体检做出判断。

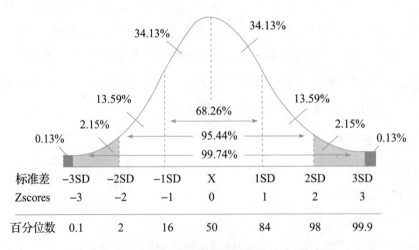

图 2-8 发育等级评价法与百分位数法的关系

发育等级评价法可以直观地了解幼儿发育状态，容易掌握，方法简单，在群体幼儿中也可以看出不同发育水平的比例，但这种方法只适用于单项指标的评估，无法对个体幼儿的发育匀称程度进行判断，也不便于对幼儿发育进行动态追踪观察。

（2）生长曲线评价法。生长曲线评价法是根据离差法原理，将不同性别各年龄组的幼儿某项发育的均值、均值 ±2 个标准差分别标在坐标图上，并连成三条曲线，作为评价个体幼儿发育的标准。将定期测量数据标记在同一生长曲线图上，然后把各点连接在一起就是该幼儿的生长曲线，可以看出其各个时期的发育水平、发育速度的快慢和发育的趋势。

生长曲线评价法简单易用，所测数值直接呈现在图上，一目了然，并且可以对指标进行动态追踪观察，也能对多名幼儿同时进行比较，但是它不能同时反映几项发育指标间的比例关系。

2. 身体指数评价法

身体指数评价法是根据人体各部分之间的比例关系，借助相关数学公式，将两项及两项以上的指标结合成指数，以了解幼儿生长发育状况的一种方法。常用的身体指数有身高体重指数、身高胸围指数、体质指数（BMI）等（见表 2-7），其中 BMI 是公认常用的身体评价指数。

表 2-7　幼儿生长发育评估相关指数

	身高体重指数	身高胸围指数	体质指数（BMI）
含义	每厘米身高所含的体重数，反映人体的密度和充实度。	通过胸围和身高的比例关系，反映体型、胸廓的发育状况。	单位面积所含的体重数，与皮脂厚度关系密切，用于衡量营养状况和肥胖程度。
公式	$\dfrac{\text{体重(kg)}}{\text{身高(cm)}} \times 1\,000$	$\dfrac{\text{胸围(cm)}}{\text{身高(cm)}} \times 100$	$\dfrac{\text{体重(kg)}}{\text{身高(cm)}^2} \times 100$
正常范围	随幼儿年龄增长呈规律性增加：出生：62；　1岁：120；2岁：138；　6岁：160。	随幼儿月龄增加先增大后减小，转折点为 2～3 个月；青春期突增，高峰时降至最低点，然后随年龄增长上升，成年期稳定。	营养不良：<12；偏瘦：12～13.5；正常：15.5～18；肥胖：>18。

3. 三项指标综合评价法

三项指标综合评价法是 WHO 近年来推荐的判断幼儿营养状况的方法，即按相对身高的体重、相对年龄的身高、相对年龄的体重三项指标全面评价幼儿的生长发育情况（见表 2-8）。

表 2 - 8　三项指标综合评价

相对身高的体重	相对年龄的身高	相对年龄的体重	评价意义
高	高	高	高个子，近期营养过度。
高	中	中	目前营养良好。
高	低	高	肥胖 ++。
高	中	高	近期营养过度。
高	低	中	目前营养好，既往营养不良。
中	高	高	高个子，体形匀称，营养正常。
中	低	低	目前营养尚可，既往营养不良。
中	中	中	营养正常。
中	低	中	既往营养不良，现在正常。
中	中	高	营养正常。
中	中	低	营养尚可。
中	高	中	高个子，营养正常。
低	高	中	瘦高体形，目前轻度营养不良。
低	中	低	目前营养不良 +。
低	高	低	目前营养不良 ++。
低	中	中	近期营养不良。
低	低	低	近期营养不良，既往营养不良。

三、测量与评估实训

案例：某男童，2 岁 3 个月，家长在家测量身长 88cm，体重 15.27kg，请测量该童身体形态各项指标，并对测量过程进行初步评价。

(一) 实训目的

熟悉测量体重、身高、胸围、腹围、头围的目的和要求；掌握测量体重、身高、胸围、腹围、头围的方法；评价小儿体格发育，尤其是营养状况。

(二) 实训重难点

不同年龄分期幼儿的测量方法；通过讲解、示范、练习掌握重点。

（三）计划与实施

实训计划与实施内容见表 2 - 9。

表 2 - 9　实训计划与实施内容

课程名称	幼儿健康评估与指导	项目名称	幼儿身体形态测量
实训时数	2	实训类型	综合性
实训用物	盘式杠杆秤、多功能杠杆秤、儿童体重计、小儿测量床、软尺、模拟人、操作台等。		
教学内容、教学过程和时间分配			

一、讲解本次实训安排（5 分钟）

　　讲解 → 教师示范 → 分组练习 → 评价总结

二、示教操作步骤，讲解操作重点及注意事项（20 分钟）

　　（一）操作流程

　　1. 核对幼儿姓名、性别、年龄。

　　2. 评估幼儿一般情况、目前状况、配合程度等。

　　3. 准备：

　　个人准备：洗手、戴口罩。

　　环境准备：安静整洁，光线充足，温、湿度适宜。

　　用物准备：实训用物、清洁布、记录本。

　　幼儿准备：向家长解释测量目的、操作方法，使幼儿和家长配合操作。

　　（二）测量过程

　　1. 体重测量。

　　（1）校正磅秤，放置平稳，并垫上一次性治疗巾，调节指针到零点。

　　（2）脱去婴儿衣服及尿布或协助幼儿脱下外套及鞋子，只穿内衣裤。

　　（3）将婴儿轻放于秤盘中央；1～3 岁幼儿坐位测；3 岁以上幼儿可站立于站板中央，两手自然下垂测。

　　（4）当磅秤的指数呈稳定时，读数，准确读数至 10g。

　　（5）将婴儿抱起穿上衣服、兜尿布；协助幼儿下磅秤。

　　（6）整理用物，洗手。

　　（7）记录：准确记录体重的结果。

　　2. 身高（长）测量。

　　（1）脱去或协助脱去帽子、鞋、袜及外衣。

　　（2）将婴儿仰卧于铺有清洁布的测量板中线上，或帮助幼儿站在立位测量器或有身高测量杆的磅秤上。

　　（3）助手将婴儿头扶正，面向上，头顶轻贴测量板的顶端，测量者一手按住婴儿双膝使双下肢伸直，一手推动滑板贴于两侧足底；推板轻轻推至婴儿头顶，推板与测量杆呈 90°。

　　（4）读出身长厘米数。

　　（5）抱起婴儿，帮助整理衣物；扶幼儿下测量器。

　　（6）整理用物，洗手。

　　（7）记录数据。

　　3. 头围测量。

　　（1）协助幼儿取坐位或立位，助手固定幼儿头部。

　　（2）用卷尺从幼儿枕后部绕至前眉弓处。

　　1）测量者用一手拇指将软尺 0 点固定于幼儿头部一侧眉弓上缘。

续表

2）一手中、食指固定软尺于枕骨粗隆，手掌固定幼儿头部。

3）另一手使软尺紧贴头皮绕枕骨结节最高点及另一侧眉弓上缘回至0点。

（3）读出头围厘米数。

（4）整理用物，洗手。

（5）记录。

4.胸围测量。

（1）把清洁布铺在床上，围床帘。

（2）脱去幼儿上半身衣物，注意保暖，将幼儿轻放平卧于床上。

（3）助手固定幼儿使其不要乱动。

（4）测量者一手将软尺0点固定于一侧乳头下缘。

（5）另一只手将软尺紧贴皮肤，经背部两肩胛下角下缘回至0点。

（6）观察其呼气时和吸气时的胸围，取其平均值，读数。

（7）帮助幼儿整理衣物，下床。

（8）洗手。

（9）准确记录。

三、学生分10组练习（60分钟）

四、总结（5分钟）

注意事项	1.注意测量器材的清洁性、安全性和准确性。 2.体重秤必须摆放于水平位置，平稳而不活动，避免受到撞击。 3.3岁以下幼儿测身高需要2人配合，3岁以上幼儿测身高则只要1人即可。

（四）操作评价

具体评分标准见表2-10。

表2-10 幼儿身体形态测量评分标准

班级_____ 姓名_____ 学号_____ 成绩_____

项目	总分	技术操作要求	评分等级			得分	备注
			A	B	C		
准备阶段	22	评估幼儿一般情况、配合程度；解释测量目的； 仪表大方、服饰整洁；态度和蔼；洗手、戴口罩； 环境及物品的准备。	6 8 8	4 4 4	2 0 2		
操作流程	57	清洁布的使用； 调节0点； 调整衣物手法轻柔； 围度操作准确； 读数准确； 协助幼儿离开； 拉平衣物、盖好被褥。	6 6 10 10 15 5 5	5 5 8 8 8 2 4	3 3 5 5 3 1 3		

续表

项目	总分	技术操作要求	评分等级			得分	备注
			A	B	C		
结束阶段	21	操作后：准确记录；用物处理恰当；洗手。	9	6	3		
		评价：动作轻柔、稳重、准确、安全；	6	3	1		
		关爱幼儿，幼儿舒适、安静。	6	3	1		
		备注：不关心幼儿、沟通不畅、损伤幼儿，为不及格。					
总分 100							
主考教师：			考核日期：　　年　　月　　日				

第三节　幼儿动作发展健康水平测量与评估

动作发展是一个贯穿整个生命周期的学习、应用、精细化并改变各种各样的动作模式的复杂过程，主要指幼儿手的抓握能力、位移和操作动作技能发展的过程。婴幼儿在生命的最初几个月利用一系列反射活动，如吮吸、觅食、抓握等，与外部世界取得了最初的平衡，这些非针对性、自发的、无序的活动是未来运动发展的基础，之后学习抬头、翻身、坐、爬、站，最后学习直立行走、跑步、跳跃等。

一、婴儿期动作发展水平测量

婴儿在出生后的几个月中只有反射和一般性的身体反应活动，如蹬腿、摆动、扭动躯干，此后的一年中婴儿需要经过抬头、翻身、坐、爬、站的学习，最后才能学会直立行走、跑、跳等动作。婴儿期的动作发展是在大脑、神经中枢、神经和肌肉控制下进行的，表现出一定的时间顺序和客观规律，如由首至尾、由近及远、由粗到细等。

(一) 大肌肉动作发展水平测量

大肌肉动作是大肌肉群所组成的随意动作，在婴幼儿期，比较常见的大肌肉动作有俯卧、翻身、抬头、坐、爬、走、跑、跳跃、投掷、抛接球、踢球等。0 ～ 7 岁是幼儿生理、心理发展最迅速的时期，也是大肌肉动作发展的"黄金年龄"。

1. 婴儿姿势

（1）动作发展。姿势控制是指人能保持身体平衡，并在环境中维持一个特定的身体方位。婴儿从出生开始，就进入了独自应对重力的世界，他必须与外界的重力进行对抗，才能移动身体。婴儿出生后第一年的任务，就是不断地学习在不断变化的环境中进行各种合适的动作反应。虽然在动作发展过程中，腿和手臂的动作基本同步，但姿势控制的发展，通常是从颈部开始的，一般遵循从头到脚的发展方向。

（2）测试标准见表2-11。

表2-11 婴儿姿势动作发展年龄及评估标准

婴儿姿势的发展	平均年龄	动作形式及评估标准
头部和上部躯干的控制	2周	俯卧位时将头抬起并转向侧方。
	1个月	俯卧位保持抬头数秒。
	2.5个月	俯卧位时能将头和胸部抬离支撑面。
	4.5个月	手臂伸直支撑在俯卧位。
翻滚	2.3个月	由侧卧位翻滚为仰卧位；俯卧抬头45°～90°。
	4个月	从仰卧位翻滚为侧卧位。
	5.5个月	在躯干不旋转的情况下由仰卧位翻滚为俯卧位。
	7个月	伴随躯干旋转的翻滚。
坐立	4.5个月	双臂支撑在支撑面上坐立。
	5个月	弓着背、躯干前倾地独立坐着。
	6个月	背部挺直独立地坐着。
	7～8个月	独立从俯卧位撑起到竖直的坐立位。
站立	8个月	拉站（自己从坐位拉到站立位）。
	10.5个月	独自站立。

2. 婴儿移动

（1）动作发展。在婴儿获得人类最重要的行走动作技能前，会通过各种各样的方式在环境里移动。比如，婴儿想获得不远处的玩具，可能会用翻滚身体或者坐着移动臀部的形式移动到相应位置。婴儿的移动行为不尽相同，但是大多数婴儿在独立行走前通常会经历爬行阶段。

（2）测试标准见表2－12。

表2－12　婴儿移动动作发展年龄及评估标准

婴儿移动的发展	平均年龄	动作形式及评估标准
爬行	7.5个月	腹部与支撑面保持接触地爬行（匍匐爬行）。
	8.5个月	腹部脱离支撑面并用手和膝部爬行。
	12～15个月	练习爬上台阶。
行走	9个月	扶物（家具或大人的手）行走。
	11个月	独立连续行走3步左右。
	12～15个月	独自走路。
	18～24个月	会拉玩具倒退行走，自己扶栏上下台阶。
跑和跳	24个月	会跑、双脚跳、扔球和踢球。
	36个月	两脚交替上下楼梯，会骑小三轮车。

（二）精细动作发展水平测量

精细动作主要是指那些由小肌肉或肌群运动而产生的动作，典型的精细动作技能通常是指与手有关的动作行为，如抓饼干、捏小米花、握笔绘画、使用剪子等。在婴儿期，促进精细动作发展最重要的行为是婴儿可以成功地伸手接触到一个物体，这代表婴儿已经初步具备了整合外部知觉和自身动作的能力。随着精细动作水平的提高，其手眼协调能力愈来愈占重要地位，并贯穿于精细动作中。

1. 伸够和抓握

新生儿早期的抓握反射是后期各种抓握动作的发展基础。新生儿手部活动受外界刺激产生，也会受到物体表面质地的影响。婴儿早期主要依靠触觉信息和视觉信息来判断物体的特征，到8个月大，婴儿基本依靠视觉信息来调整抓握动作。婴儿最早出现的抓握动作是全手掌式抓握，即用手掌、拇指和其他手指一起进行抓握动作；6个月左右，抓握动作发展为拇对掌式抓握，即抓握时四指与拇指相对；然后才会出现手指钳捏式抓握，即食指和拇指相对。

从新生儿的抓握反射到依据物体形状调整手部动作，婴儿的抓握反射已经变成随意的、具有适应性的动作。在此基础上，各种生活所需的精细动作会逐步发展起来。但是，单独的抓握动作是不能够满足生活所需的，婴儿在抓握物体前，还有一个动作，叫

"伸够"，即将手准确地移向物体的行为（见表2-13）。

表 2-13 婴儿期伸够动作的发展

伸够动作发展阶段	月龄	视觉信息
前伸够阶段	0~4	由视觉信息引发，动作快，轨迹呈抛物线，没有任何抓握动作，成功接近物体的概率很小。
成功伸够阶段	4~7	依赖视觉反馈，动作不流畅，动作轨迹呈锯齿状；抓握和伸够不能整合在一起，手臂先运动，接近物体才张开手抓握。
熟练伸够阶段	9	动作更精确，运动轨迹流畅，协调伸够和抓握动作于一体。

在出生满一年时，婴儿可以成功地伸手够到并抓握视野中的物体，捡起食物并放进嘴里。随后几年，幼儿开始使用工具，然后逐渐出现使用多种工具和进行更复杂的动作，精确的手眼协调能力也逐步发展起来。

2. 使用工具

所谓工具是指用来协调完成任务的各种器械。在幼儿精细动作发展过程中，主要是使用餐具并熟悉有关动作。

当婴儿6个月大时，成人通常会用勺子给孩子喂食，最初阶段，婴儿对勺子的反应是被动的，随后不久，他们会张开嘴巴等待勺子喂入；出生9个月左右，婴儿开始主动触够勺子，并压紧自己嘴唇把食物从勺子上弄下来；1周岁时能够用手将勺子放到另一只手里或者嘴巴里；12~15个月时，大多数幼儿开始尝试自己吃饭；随着练习和经验的增长，幼儿掌握了相关的技巧后，使用勺子会越来越熟练。

3. 手眼协调发展

手眼协调动作是指手和眼睛的动作能够配合，手的运动和眼球运动一致，按照视线去完成任务。婴儿出生后出现的各种反射，如莫罗反射、惊跳反射都是双手的对称动作；三个月后出现的双侧手臂活动最初不是由视觉引发的，手眼协调水平很低。

4~5个月时，婴儿手眼协调动作开始出现，可以由视觉引导出现伸够动作去抓东西，此时的婴儿两只手不会配合活动，只能进行单侧手或手臂的动作。比如他右手拿一个玩具，此时再给他一个玩具，他会放下右手的玩具再去拿新玩具，不会用左手去拿新玩具。一般而言，不对称的双手协调动作，在婴儿一岁末开始出现。不对称动作指在支撑或稳定物体时，一只手负责操作，另外一只手比较被动。当优势手确定后，就可以基本掌握不对称双手协调动作。3岁前幼儿精细动作的发展表现水平见表2-14。

表 2 – 14 3 岁前幼儿精细动作发展月龄百分比及常模年龄

项目	达到月龄百分比			常模年龄（月）	项目	达到月龄百分比			常模年龄（月）
	25%	50%	75%			25%	50%	75%	
握住拨浪鼓一会儿即掉			1.2	1.0	把小球放入瓶中	11.1	11.7	12.5	12.3
玩弄手	2.5	3.2	3.6	2.5	翻书一次一页	21.0	24.2	29.4	28.3
抓住面前的玩具	3.5	4.2	4.8	4.7	穿串珠	22.2	24.2	29.4	28.3
自己抱住奶瓶	3.6	4.4	5.6	5.5	折纸（长方形）	24.8	28.3	31.8	31.1
将奶瓶奶头放入口中	4.6	5.3	5.9	5.8	折纸（正方形）	26.3	30.8	34.9	34.1
积木在手中传递（倒手）	5.3	5.9	6.5	6.4	双手端碗	13.6	16.0	17.4	17.1
能拿起面前的玩具	5.2	5.8	6.3	6.2	一手端碗	22.4	24.4	27.7	27.0
拇指和其他手指抓握	6.1	6.5	7.1	6.9	搭桥	21.1	26.5	30.5	28.9
拇指和食指捏米花	8.0	8.5	9.0	8.9	搭火车	23.4	26.0	28.7	28.1
撕纸	6.7	8.3	9.3	9.1	自己洗手	22.4	24.8	28.3	27.6
从瓶中倒出小球	10.7	12.5	13.7	13.4	搭积木 2 ～ 4 块	11.5	12.3	13.1	12.9
拾取东西	8.8	9.6	10.3	10.1	搭积木 5 ～ 7 块	18.8	19.0	21.1	20.9
拿柄摇拨浪鼓	11.0	12.4	13.3	13.2	搭积木 8 ～ 10 块	33.1	……	……	……

注：常模年龄是以 70% 的幼儿通过某项目的年龄作为该项目的标准。列出通过该项目 25%、50%、75% 的年龄，仅供参考。

资料来源：陈帼眉. 学前儿童发展与教育评价手册 ［M］. 北京：北京师范大学出版社，1994：323.

二、幼儿位移技能发展水平测量

位移技能是指能够使个体在空间产生位置移动的动作技术。对于幼儿来说，位移技能是一项重要的动作技能，它直接影响幼儿在参加有利于身体健康的活动时能否有效移动。

（一）走步动作技能测量

走步是人的最基本的一种移动方式，是人的重要生活技能、运动技能和劳动技能。幼儿经常步行，可以有效地锻炼下肢部位的肌肉、骨骼、关节和韧带，增强腿部的肌肉力量，提高身体平衡能力和协调能力，发展肌肉耐力及心肺耐力。步行是一种以有氧代谢为主的身体运动，很适合学前儿童。

1. 动作特征

1 岁左右至 2 岁时，幼儿全身的肌肉都处于较紧张的状态，肌肉力量较弱，容易使肌肉产生疲劳，步幅小，步频快；控制身体的能力较差。

3岁左右到4岁时，幼儿走步时全身肌肉的紧张程度稍微有缓解，但腿部肌肉的力量仍然较弱。到了四岁左右时走步的步幅已经较稳定，能控制好自己的身体，动作较协调，但膝关节灵活性较差，走步时注意力易分散。

4岁左右到5岁时，幼儿走步显得更加轻松、自然和协调，能够有精神、有节奏地走，摆臂较适度，步幅较均匀，个人走步特点已初步形成，身体姿势基本正确，但调节节奏能力尚差，注意力仍易分散。

2. 动作测量

（1）走步动作测量方法。主要采用观察法和测试法。观察法应根据评估内容与要求设计观察记录表（见表2-15）并制定明确的评估标准。评估内容应有重点，不宜过繁。观察要准确、细致、全面。

表2-15　走步能力观察记录表

观察内容	步幅			蹬伸摆腿				落地				躯干			头颈			摆臂		
动作评估	数量(cm)	正常	较小	垫脚	擦地	膝僵	外摆	轻柔	轻重不同	过重	八字脚	正直	斜肩	含胸	探头	歪头	低头	前后自然	甩小臂	幅度小

观察注意事项：1）选好观察位置。站在被观察人侧面3～4m处，观察走步过程中腿的蹬伸、摆动、落地；观察脚落地的宽度和方向，是否为八字脚。2）观察顺序应有主次，先看主要动作，如腿的蹬、摆、落，再看次要动作，如摆臂、躯干和头颈。

（2）走步能力评估表（见表2-16）。

表2-16　走步能力评估表

年龄	评估内容
3～4岁（小班）	步幅均匀，躯干和头颅正直，摆臂自然，落地较轻，无低头、含胸、八字脚、擦地等动作；排队走步不掉队，注意力较集中。
4～5岁（中班）	步幅均匀，落地轻，腰背正直，挺胸，摆臂自然，上下肢协调；排队走步能保持队形，能踏准节拍走。
5～6岁（大班）	步幅大而均匀，落地轻柔，腰背正直，挺胸，前后自然摆臂，上下肢协调，动作放松，有较稳定的节奏，精神饱满；排队走能保持队形，能踏准节拍走，并能随节拍的变化而变化。

测量结束后，评估结果不要当众宣布，但应告诉幼儿，帮助他们了解自己的走步能力。有摄像机的幼儿园可以通过摄像帮助幼儿了解自己的动作问题或问题动作。

3. 动作干预

（1）1岁～2岁的幼儿，让他们多进行手持物体自由走动，在走步过程中停下来拿球，抬腿迈步走，推着或拉着物体走。

（2）2岁～3岁的幼儿，适宜进行边走边从低矮的障碍物（如绳子、积木等）上跨过、一个跟着一个走或者听信号向指定方向走等。

（3）小班幼儿可以在指定范围内四散走或者模仿各种动物走的姿势、短途远足等。

（4）中班幼儿听信号有节奏地走、用脚尖走、蹲着走、平衡木上走、倒退走、上下坡走。

（5）大班幼儿可以进行整齐地走、听信号变速或变换方向走、较长距离的远足等。

（二）跑步动作技能测量

跑步是人体移动位置最快的一种运动方式，属于周期性动作。跑步既是幼儿日常生活中最基本的动作技能，又是锻炼幼儿身体的重要手段。跑步时，几乎全身各部位的肌肉都要参与活动，让幼儿经常参加适当的跑步活动，可以有效地增强幼儿腿部的肌肉力量，发展幼儿的速度、灵敏性以及耐力等身体素质。

1. 动作特征

幼儿跑步主要是由走步动作发展来的，在两脚交替作为支撑点来推动身体位移的过程中，有两脚同时离开地面的腾空阶段。在跑步动作技能的发展中，幼儿必须具备足够的腿部力量和动态中保持身体平衡及协调的能力。幼儿跑步动作发展序列及动作特征见表 2－17。

表 2－17　跑步动作发展序列及动作特征

各部分动作	发展阶段	动作特征
腿部动作	第一阶段	腾空很小，全脚掌着地，小步幅，快频率，脚趾及摆动腿外展。
	第二阶段	腾空时间增加，用全脚掌着地，大腿有侧摆。
	第三阶段	脚跟或前脚掌着地，大腿摆动幅度增大。
手臂动作	第一阶段	手臂高位保护。
	第二阶段	手臂中位保护。
	第三阶段	手臂前后摆动，肘关节前摆弯曲，后摆伸直。

幼儿1岁半～2岁时，在走步较稳定的基础上开始学习跑步，到了2～3岁，大部分的幼儿已掌握跑的技能。但是早期跑步并不是真正的跑，具有以下特点：手臂高位保护（幼儿小步伐高抬腿跑动的同时，总是扬着手和架着肩以保持身体平衡，这种姿势被称为"高位保护"，这个阶段的跑步动作也被称为快速的摇摆走），步幅小，步频高，上体直，转动幅度小，脚扁平着地，两脚落地间距基本与肩同宽，控制跑动方向能力差，易摔倒。

3～4岁幼儿的跑步动作仍保留较多的早期跑步的特点。跑步的稳定性有明显提高，但重心还是不够稳，手臂中位保护，身体直立，腿部动作接近完全伸展，不能控制自己身体的平衡，易摔倒，缺乏速度意识和竞赛意识。

4～6岁时，幼儿在跑步技能、速度和耐力以及心理素质等方面都有明显的变化，有了很快的发展。到了6岁以后跑步的特点已接近12岁儿童的水平。步频仍保持较高水平，手臂低位保护，可以反向摆动，直臂摆动，用脚跟、脚趾着地，控制跑步方向的能力和跑步的稳定性都有明显的提高。

2. 动作测量

（1）跑步动作测量方法。主要用观察法和测试法。采用观察法时观察内容应全面而有重点，不宜过于简单或过于复杂。跑步能力测量记录表见表2-18。

表2-18 跑步能力测量记录表

姓名	步幅(cm)	步频(步/秒)	后蹬		摆腿		落地			躯干		头颈			摆臂			
			有力充分	乏力不充分	放松幅度大	紧张幅度小	轻柔	较重	八字	过宽	正直	后仰	前俯	正直	歪头	低头	仰头	前后	直臂	左右摆	甩小臂

（2）跑步能力评估表（见表2-19）。

表2-19 跑步能力评估表

年龄	评估内容
3～4岁（小班）	能迈开步跑，落地较轻，没有明显缺陷。双臂前后自然摆动，能注意跑动方向，20m快跑不慢于20秒。
4～5岁（中班）	步幅正常，落地较轻，屈臂前后自然摆动，能初步控制跑动方向，20m快跑不慢于6.5秒。
5～6岁（大班）	蹬地较有力，步幅正常，落地较轻，屈臂摆动自然放松，20m快跑不慢于6秒。

3. 动作干预

（1）跑步前一定要让幼儿做好准备活动，避免肌肉或关节受到伤害。

（2）培养幼儿竞争、合作、拼搏、坚持、勇敢等优良品质。

（3）在安排游戏的时候要考虑游戏内容与幼儿年龄是否合适，小班要选择轻松些的跑步游戏，中大班可以选择做一些竞技类游戏，或者选择有情节的发展智力的活动。

（4）幼儿园比较常用的活动方式是折返跑、追逐跑、直线跑和圆圈跑。直线跑简单好组织，但比较枯燥不宜多做。追逐跑和圆圈跑比较受幼儿喜欢，但是会有一定的危险性，应提醒幼儿注意安全，减少相互碰撞。

（5）活动中应根据幼儿体力、年龄和气候，合理安排身体负荷。在幼儿进行追逐跑、竞赛跑时，不要让幼儿过于疲劳或进入无氧代谢状态，适当安排休息或小游戏来放松幼儿的身体和心理。

（三）跳跃动作技能测量

跳跃动作属于爆发性的位移动作，它包括双脚的腾空及落地，幼儿需要具备一定的力量并能保持动态平衡。在幼儿期发展跳跃动作技能可以增强腿部力量和提高协调性。幼儿首先学习双脚起跳的动作，大约练习6个月，才能开始单脚跳跃的学习。双脚起跳的难度发展大约要经历从高处往下跳、往上跳、往前跳、跳跃过障碍物。

1. 动作特征

幼儿在很小的时候，经常会在成人怀里屈伸髋关节和膝关节，实际上此时已经产生了跳跃意识。两岁左右，幼儿逐渐出现两脚离地的纵跳动作，但此时的动作为起始阶段，蹲伏准备动作不协调，起跳时身体也没有伸展，双脚缺乏起跳的能力，几乎没有腿部蹬伸动作，无摆臂助跳意识，手臂无动作或者耸肩，跳起的高度较低，落地缓冲意识差。

3岁左右的幼儿，已经能够双脚起跳，膝关节弯曲蹲伏角度超过90度，但蹬地力量小，身体不能完全伸展，手臂开始辅助用力并能保持平衡，但手臂摆动和脚的蹬伸配合不好，脚落地时不会屈膝缓冲。

到了五六岁，幼儿能较有力、较协调地向前跳和向上纵跳，膝关节弯曲蹲伏角度在60度到90度，起跳时身体完全伸展，并且可以控制落地，基本上学会了落地缓冲的动作。在此基础上，幼儿还能学习其他较复杂的跳跃动作。

2. 动作测量

（1）跳跃能力测量。正式测量需要用皮尺，幼儿立定跳远完成后测量具体远度，用

cm 作计量单位；非正式测量可在地面画上不同远度的标志，或利用地面上固有的标志测定跳跃远度。

在测量过程中观察幼儿跳跃动作，在观察记录表（见表 2 - 20）中做好记录。

表 2 - 20 跳跃能力观察记录表

姓名	性别	年龄（岁）	预备姿势			起跳				落地				
			屈腿幅度		双腿自然弹动	两臂于体侧随弹动自然摆动	蹬腿		摆臂		轻柔	较重	平稳	不稳	远度（cm）
			合适	较差			有力	较差	自然协调	较差					

（2）跳跃能力评估表（见表 2 - 21）。

表 2 - 21 跳跃能力评估表

年龄	评估内容
3～4 岁（小班）	预摆自然；起跳双腿同时蹬伸，两臂自然摆动，两脚同时落地屈腿缓冲，身体稳定。立定跳远距离不少于 55cm。
4～5 岁（中班）	预摆自然；跳跃时腿与臂协调自然，落地时全蹲缓冲，动作较稳。立定跳远距离不少于 75cm。掌握跨跳、单脚连续跳。
5～6 岁（大班）	预摆协调自然；起跳蹬地有力，蹬摆协调，落地较稳。立定跳远距离不少于 90cm。熟练掌握跨跳、单腿连续跳和双脚正摇跳绳。

3. 动作干预

（1）跳跃动作指导的重点是起跳和落地。起跳指导的重点是起跳腿的蹬伸和双臂的摆动以及二者的协调配合；落地指导主要是培养缓冲意识和屈腿缓冲动作。

（2）善于运用跳跃活动发展幼儿的运动素质。多用双脚向上跳、立定跳远、跨跳及游戏发展幼儿下肢爆发力；用双脚连续跳、跳绳、跳竹竿、跳圈等发展幼儿灵敏素质；用单脚连续跳、从高处向下跳及游戏发展幼儿平衡素质。

（3）重视在跳跃活动中发展模仿能力。可模仿一些小动物的起跳和落地的动作。引导幼儿观察模仿对象的形态和动作特征，鼓励幼儿进行独立模仿、创造性模仿。

（4）重视在跳跃活动中发展审美素质。用配乐练习法，让幼儿在跳跃活动中感受音乐的魅力；多组织表演和观赏评估活动，培养他们的审美能力及观赏和评估能力。

（四）钻爬动作技能测量

爬行和钻行是幼儿喜爱的实用性较强的体育类活动，也都是生活中的使用技能，是锻炼幼儿身体、提高身体素质的重要手段。

1.动作特征

爬行是幼儿最早掌握的身体移动方式，7～8个月的婴儿已经具备了爬的能力，是培养爬行动作技能的关键时期。婴儿在学习爬行初期，几乎都是采用同手同脚的移动方式，之后会以手肘支撑匍匐前进，腹部紧贴支撑面，速度十分缓慢，像小虫子一样爬行。9个月大时，婴儿的身体能慢慢离开支撑面，采用两手前后交替的方式，像小狗一样向前爬行。1周岁后婴儿学会直立走路，但在行走初期，遇到稍微困难的情境（上下台阶）时，会选择爬行动作。一般在18个月后，幼儿已经能够熟练地行走，此时幼儿也会经常爬高爬低。

3岁左右的幼儿通过学习和练习，基本能掌握正面钻的动作要领，但在钻的过程中，两腿屈膝程度很小，多以低头弯腰动作钻过。4～5岁的幼儿正面钻的动作一般掌握得较好，并且基本上学会了侧面钻的动作，基本能做到先屈后腿，边钻边移动重心，但在两腿屈与伸的交替动作方面，有时还不够灵活。5～6岁的幼儿，钻的能力发展较好，已能较灵活、协调、正确地钻过各种障碍物。

2.动作测量

一般可用10m爬行速度作为评估爬行能力的指标；钻的能力可以用10米钻过2处障碍的速度作为指标。

（1）爬行测验方法。在地毯、地板、平坦的地面或不滑动的垫子上爬行。起终点直线距离为10m，测验时双膝应套上护膝或软垫；测验时应跪在起点线后做准备，测验人听到信号身体开始移动时启动计时秒表，身体全部越过终点线后停表。

（2）10米钻障碍的测验方法。在平坦的场地上画两条相距10米的平行线，分别为起点和终点。相距起点4.8米、5.8米处分别拉两根皮筋，距离地面高度分别为60cm、80cm，测验人站在起点后（姿势不限），听到信号身体开始移动时启动计时秒表，途中必须依次从两条皮筋下钻过，身体不允许接触皮筋（触及皮筋成绩无效重测），胸部抵终点线垂直面停表。

（3）表2-22为幼儿10米钻爬速度评估表。

表 2 - 22　10 米钻爬速度评估表

等级	10 米爬行			10 米钻障碍		
	3～4 岁（小班）	4～5 岁（中班）	5～6 岁（大班）	3～4 岁（小班）	4～5 岁（中班）	5～6 岁（大班）
优	9 秒	8 秒	7 秒			
良	10 秒	9 秒	7.5 秒	5.3 秒	4.5 秒	4.0 秒
中	11 秒	10 秒	8 秒			
合格	12 秒	11 秒	8.5 秒	5.5 秒	4.7 秒	4.2 秒

3. 动作干预

（1）可利用走、跑、跳游戏的活动方式，创编新的爬行游戏，以丰富爬行游戏内容。

（2）爬行时上肢负荷大，爬完后要做一些放松上肢的活动。

（3）爬行时要在干净整洁的地面上进行，最好是铺上毛毯或者垫子，以免膝盖受伤。

三、幼儿操作技能发展水平测量

操作技能是操作或者控制诸如棒、球等物体的动作技能。它包括投掷、接球、踢球、挥击等一系列的动作技能。

（一）投掷动作技能测量

投掷是幼儿较早掌握的、也是十分喜爱的运动技能和生活技能。投掷活动不仅能有效地发展大肌肉群，而且能发展腕、指小肌群以及协调素质和动作速度。幼儿通过各种形式的投掷活动，可以增强上肢、腰、背等部位的肌肉力量，锻炼上肢部位的各个关节。

1. 动作特征

婴儿在站立前，就已经能做出"砍切"的早期投掷动作：将物体举在耳旁，手臂向下砍，但是躯干尚不会扭转。

幼儿在 3 岁时已学会使用简单的投掷动作，但动作不协调，投掷能力较差。投掷时迈出的脚步与投掷手臂同侧，肘和上臂弯曲，从头后侧或同侧位手臂向上挥，上体和整个躯干如一个整体"组块"跟随投掷动作进行转动，投掷物出手角度过小，往往是将投掷物向下扣或扔，并且投掷时主要利用的是上肢力量，下肢和躯干不能协调配合。

4～5 岁时，幼儿投掷能力有了较好的发展，逐渐学会投掷时迈出小步并与投掷手臂异侧，同时肘关节伸展，手臂呈弧形向后上引，从头后侧位置出手投掷，在发力阶段，髋部领先于上体转动，动作较有力、较协调，投掷的距离也较远，方向掌握较好。

幼儿在 6 岁左右已能掌握单手肩上、肩侧、低手投掷动作和双手肩上、胸前、腹前投掷动作，而且全身能较协调用力，投掷远度与准确性明显提高。但多数幼儿肩上投掷动作尚不够协调，出手角度和方向仍不稳定。

幼儿投掷能力性别差异明显，男童在 3 岁左右投掷动作的熟练程度明显优于女童，60% 的男童在 63 个月左右能熟练掌握正确的投掷动作，女童要到 102 个月才能达到相应的动作水平。

2. 动作测量

一般可选择单手肩上投沙包作为测评幼儿投掷能力的指标。

（1）测量方法。远度测投与动作观察相结合，见图 2 - 9、图 2-10。

图 2 - 9　单手投掷技能远度测投

图 2 - 10　单手投掷技能动作观察

（2）相关测评要求和标准见表 2 - 23、表 2-24。

表2-23　单手肩上投掷测评表

姓名	性别	年龄（岁）	预备姿势			协调性			出手速度		挥臂路线		出手角度			投掷距离（m）	总评
			正面站臂上举	半侧身站臂后上举	侧身站臂后上举	只用臂力	转体挥臂	全身协调用力	快速	较慢	肩上	肩侧	合适	过大	过小		

表2-24　单手肩上投掷能力评估标准（沙包重150g）

年龄	评估内容
3～4岁（小班）	握沙包方法正确，能举臂过肩；投掷时能大臂带动小臂，有向前上方投掷的意识。投掷距离不小于3m。
4～5岁（中班）	握沙包方法正确，能转体举臂过肩并向后引臂；能转体并使大臂带动小臂向前上方投掷。投掷距离男童不小于4m，女童不小于3.5m。
5～6岁（大班）	侧向站立，重心落于后腿，引臂向后；投掷时蹬腿转体，从肩上挥臂将沙包向前上方投出。初步控制出手方向和角度。投掷距离男童不小于5m，女童不小于4m。

3. 动作干预

（1）用不同重量的投掷物投远。投重物能使力量增大，投轻物能发展动作速度。二者结合能较好地发展爆发力。

（2）让幼儿知道四肢和躯干一致用力才能投远、投准，培养协同用力意识；多看老师的正确示范。

（3）发展投准能力，常用不同重量的投掷物投不同距离的目标，在投掷中多体会用力的大小、出手时间等，逐步发展力量、幅度、方位、距离知觉，提高动作控制能力。

（4）注意发展手腕小肌群和腕指关节的柔韧性和灵活性。可多做拍打、抛接小球、抓子、弹球、摇绳、手指游戏。

（5）投之前多做些准备活动，以防拉伤肌肉、韧带；投远时尽量不要面对面投，如果面对面投，则两队的距离应略远些。

(二)接球动作技能测量

"接"在日常生活中是一个常见的用手的操作技能，以抓住物体为目标。幼儿需要一系列技能才能接到一个球，包括通过视觉追踪球、判断球的落点，以及一系列的手指操作来接住动态的球。

1. 动作特征

幼儿在 20 个月左右开始出现接球的动作，他们将手臂伸展放在身体前面，手掌面向上，身体没有任何调整，经常转头、闭眼，一旦有球击中他们的胳膊，幼儿会延迟反应或借助胸将球搂抱住或球被反弹回去。

在 38 个月左右，幼儿可以双手掌心相对，手臂先向两侧伸展然后做一个弧线画圈的动作，身体随球飞行的路线开始移动，但头僵硬，接球动作笨拙，借助胸将球抱住。

48 个月时，幼儿接球时手掌会随着球的大小和飞行的情况进行相应调整，同时手臂伸展向前并移动到球的下方，身体能随着飞过来的球做相应调整，借助胸将球抱住。

之后，女童和男童开始出现性别差异，女童的动作发展优于男童。女童在 60 个月左右，男童在 72 个月左右，接球动作明显提升，脚步、身体和手臂都能够随着球的飞行进行相应的调整，手臂伸展接球，根据球飞行的高度调整拇指和其他手指的距离，用手抓物体并缓冲。女童大约在 76 个月，男童 82 个月，接球动作就可以非常熟练了。

2. 动作测量

由于影响接球的许多因素难以控制，所以研究接球动作技能的发展比较困难。表 2-25、表 2-26 节选了威廉姆斯和布林汉姆动作行为测验量表的部分内容，用来测量 4～6 岁幼儿接球动作技能的发展水平。

表 2-25　接球动作运动控制测量表

技能	特点	年龄百分数（%）*	
		4 岁	6 岁
站立接物	双臂伸到体前，双手并列，掌心相对。	72	90
	手按球飞来的高低位置移动接球。	8	42
	手和手指放松，稍屈成凹状，朝向球飞来的方向。	26	62
	眼睛盯着球的飞行，直到接住球。	62	88

续表

技能	特点	年龄百分数（%）*	
		4 岁	6 岁
站立接物	起初两手同时接球。	34	68
	调节肘和肩关节的位置，适应球飞来的各种变化。	12	48
	手指迅速抓球，手臂弯曲，缓和球的冲击力。	14	56

* 某一年龄段，具备某项技能中某个特点的人数的百分比。

表 2-26　操作技能评估标准

任务	计分	年龄	百分位数值*			平均数 ± 标准差**
			25%	50%	75%	
接球：幼儿站在离施测者 3 米远的地方，接一个直径约 30 厘米的球，与胸同高或腰部以下。	10 次测量能接到的次数（次）。	4	3.24	4.00	4.76	4.00 ± 1.13
		6	4.32	4.65	4.98	4.65 ± 0.47
挥击：幼儿手拿球拍，向 6.10 米远的墙上击打悬浮在半空中的运动的网球，测量 5 次。	5 次测量的平均球速（m/ 秒）。	4	1.48	3.95	6.42	3.95 ± 3.67
		6	4.53	8.01	11.49	8.01 ± 5.15
踢球：幼儿用力向 6.10 米远的墙上踢一个直径约 30 厘米的球。	5 次测量的平均球速（m/ 秒）。	4	4.15	6.73	9.31	6.73 ± 3.83
		6	7.62	8.84	10.66	8.84 ± 2.25

* 指在某一个等级上的值；** 指某项技能的平均水平。

3. 动作干预

接球动作技能的发展，受到个体因素、任务因素和环境因素等的影响，具体见表 2-27。

表 2-27　影响接球动作技能发展的因素

个体因素	任务因素	环境因素
性别	球的位置和飞行轨迹	球的大小
年龄	距离和高度	球的颜色和球的背景
经验	球速	观察时间

（1）带有示范和专门指导的命令式指导法能提高接球的表现，在练习前老师应做正

确的动作示范，练习过程中用指导性的语言提示幼儿做动作。

（2）幼儿在练习接球初期，缺乏精细动作技能，所以应选择大一点的球开始练习，帮助他们建立成功的信心，比如皮球；随着接球动作的熟练，适当选择小球进行练习，训练幼儿用手去接球，如网球、沙包等。

（3）幼儿在练习接球初期，还不具备对来球进行跟踪的能力，所以抛球的弧线不要太高，落点尽量靠近身体；随着接球技能的不断提高，抛球的弧线、落点可以适当调整，但速度应保持平缓。

（三）踢球动作技能测量

踢是用脚来击打的一种动作形式，必须具备眼－足协调、平衡和感知动作的能力才能完成踢的动作。在幼儿期，男童的技能发展通常优于女童。

1. 动作特征

幼儿的踢球技能出现在 20 个月左右，此时幼儿站在静止的球后面，抬起腿没有任何后摆动作，把球碰向不远处，手高位保护或垂在体侧。

第 40 个月男童踢球动作开始发展，女童到 46 个月左右开始发展，但只能踢静止的球，出现小腿后摆的动作，两臂在体侧维持身体平衡，上体没有动作，击球力量增大。

男童第 54 个月，女童约 74 个月，踢球前出现上步踢球或者助跑，腿后摆到躯干后部，用大腿带动小腿的力量用力将球踢出。之后经过一个比较缓慢的过渡时期，踢球的动作技能才会有比较大的提高，能够运用支撑腿大跨步或跳跃步动作接近球，躯干后倾，踢球腿用力摆动触球，并用跟随动作来缓冲踢球产生的冲击力。

2. 动作测量

踢球动作技能的测量可以采用威廉姆斯和布林汉姆的标准化测评量表。测量要在自然情境中，对每名幼儿应进行至少 4 次测试。一般来说，某项技能的某一个特点能代表幼儿的动作行为，至少应有 75% 的动作都显示这一特点，也就是说在 4 次测量中有 3 次表现，才能说明幼儿已具备此项目的动作技巧。踢球动作运动控制测量标准见表 2-28，具体评估标准见表 2-26。

3. 动作干预

影响踢球动作技能发展的个体因素、任务因素和环境因素见表 2-29，通过调整相关影响因素，可以促进幼儿踢球动作技能的发展。

表 2-28 踢球动作运动控制测量表

技能	特点	年龄百分数（%）*	
		4 岁	6 岁
踢球	支撑腿先向球迈出一步。	30	54
	踢球腿后摆。	56	74
	踢球腿前摆，小腿弯曲。	88	92
	身体稍向后倾。	22	44
	大腿垂直地面时，小腿朝向球的方向踢出。	30	74
	与踢球腿异侧的手臂向前摆。	22	36
	踢球腿伸出去踢球。	62	90
	脚尖踢球，踝关节稍弯曲。	40	64
	小腿伸展时，髋部稍屈。	36	48
	踢球腿异侧手臂继续向前、向上摆动。	10	20
	躯干稍直。	12	42

* 某一年龄段，具备某项技能中某个特点的人数的百分比。

表 2-29 影响踢球动作技能发展的因素

个体因素	任务因素	环境因素
性别	球的位置和飞行轨迹	教师指导
年龄	距离和高度	练习时间
静态和动态平衡能力	球速	

（1）带有示范和专门指导的命令式指导法能提高踢球的表现。

（2）幼儿在踢球时喜欢交替使用不同的腿来完成踢的动作，因此在练习过程中，不应限制幼儿的踢球脚，两只脚应均衡地发展。

（3）幼儿在练习踢球初期，还不具备对来球进行跟踪的能力，应以固定球为主，随着踢球动作技能的不断提高，可适当增加球距。

（4）在踢球动作技能训练中应多采用重复练习法。

（四）挥击动作技能测量

完成挥击动作，手眼之间的协调非常重要。幼儿动作技能的学习和发展是从身体中线向外开始的，用球棒击球时，球棒顶端就变成了距离身体最远的部位，他们需要更大的努力才能感知到球棒在三维空间的位置。

1. 动作特征

在整个动作技能发展过程中，男女童动作发展有性别差异，在动作发展的第二阶段，女童动作发展略有滞后。

20个月大的幼儿在早期，用手或者短棒直接击打固定球时，腿和躯干没有动作，手臂和手腕僵直，更像是将球"砍"了出去。

在30个月（女童39个月）时，幼儿可以两脚开立，做出侧面挥击的动作，引拍后摆的动作比较小，经常没有上步，即使有脚步动作也是同侧腿动，躯干和臀部没有转体，挥拍时机与物体飞行节奏不同步。

大概在43个月（女童49个月），幼儿在挥击时开始通过向前移动同侧腿以接近球，而异侧腿迈向体侧，引拍后摆的动作增大，挥拍时机与物体飞行节奏同步，在动作结束阶段出现转体缓冲。男童在84个月后，女童在102个月后，才能掌握正确而连贯的挥击动作。

2. 动作测量

（1）测量方法。幼儿手拿球拍，向6.10米远的墙上击打悬浮在半空中运动的网球，测量5次，取5次测量的平均球速（m/秒）。

（2）评估标准见表2–26，测量标准见表2–30。

表 2–30　挥击动作运动控制测量表

技能	特点	年龄百分数（%）*	
		4 岁	6 岁
挥击	双脚分开，与肩同宽，身体和球飞来的线垂直。	56	62
	躯干向后转，重心移至后脚。	32	36
	前臂上举，并随球拍离肩的动作向外举。	50	48
	眼睛盯着球的飞行轨迹。	44	72
	身体重心沿球的方向向前移动到另一只脚上。	38	48
	髋部和躯干沿击球的方向转动，髋部领先。	14	34
	手臂随着髋的动作向前移动。	42	76

* 某一年龄段，具备某项技能中某个特点的人数的百分比。

3. 动作干预

（1）幼儿期发展挥击动作技能时，主要体现在臂的侧向摆动、异侧跨步、躯干和髋部的转动几个方面，所以在开始练习时，应从体侧挥拍击球练习开始。

（2）在挥击技能训练中多采用重复练习法，从击打固定球开始练习。

（3）在击打运动的物体时，注意抛出的球的弧线和力量以及落点要适合幼儿年龄特征。

（4）幼儿的力量比较小，所以进行挥击技能练习时，应使用幼儿球拍，选择时注意拍子的大小和重量。

其他动作技能和
操作技能测量

四、幼儿精细动作发展水平测量

（一）走迷津法

向幼儿出示不同的迷津（迷宫）图，如横迷津、方迷津和不规则迷津等。幼儿在测试人指令语言引导下，在规定时间内找到正确的路线。

1. 迷津图

图 2-11、图 2-12 为横迷津；图 2-13～图 2-16 为方迷津；图 2-17 为不规则迷津。

图 2-11　横迷津（一）

图 2-12　横迷津（二）

图 2-13　方迷津（一）

图 2-14　方迷津（二）

图 2-15　方迷津（三）

图 2-16　方迷津（四）

图 2 - 17　不规则迷津

2.评分标准

具体评分标准见表 2 - 31。

表 2 - 31　走迷津图评分标准

图	时限（秒）	允许错误数	记分		
			2	1	0
2 - 11（上）	45	0	在规定时间内完成，没有错误。	虽在规定时间内完成任务，但有规定范围内的错误。	完成任务，错误超过规定的数量；规定时间内没有完成任务；穿过墙达到目的；未从规定的起点开始。
2 - 11（下）	45	0			
2 - 12（上）	60	1			
2 - 12（下）	60	1			
2 - 13	45	1			
2 - 14	60	2			
2 - 15	75	3			
2 - 16	125	3			
2 - 17	150	4			

（二）使用工具

3 ～ 6 岁幼儿小肌肉动作能力在日常生活中主要通过穿脱衣服、使用餐具及生活自理、使用剪刀等活动得到发展，评估标准见表 2 - 32。

表 2 - 32　3 ～ 6 岁幼儿小肌肉动作能力评估标准

年龄	评分	穿脱衣服	使用餐具及生活自理	使用剪刀
3～4岁	2	在成人帮助下，按次序穿脱衣服、鞋袜；会穿开衫；扣大纽扣；会叠手帕，知道衣服的前后。	手腕、手指协调地使用勺子，自己吃饭吃得好，能用勺子将碗中食物吃干净；自己会开水龙头、洗手、关水龙头、擦干，不留痕迹；大小便控制得很好。	剪一条直线或曲线，轻松沿线剪开，基本准确。
	1	能穿脱衣服、开衫，不会扣纽扣、叠手帕，不会穿鞋袜。	会用勺子吃饭，但动作不灵活，常掉饭粒；会自己洗脸洗手，但洗不干净；能自己大小便。	剪一条直线或曲线，比较容易完成，但离线有一定距离（不超过0.5cm）。
	0	完全不会穿，由成人帮助。	完全需要成人帮助。	剪一条直线或曲线，完成有困难，或剪断线或离线距离过大（大于0.5cm）。
4～5岁	2	独立、有序地穿脱衣服和鞋袜并整理好放到指定位置，会叠被子、拉拉链、扣纽扣。	手腕、手指协调地使用勺和筷子；会洗脸和手并擦干，不会弄湿衣服；会自己梳头和自己进食。	沿画好的圆、三角形、正方形的边线剪，轻松沿线剪开，基本准确。
	1	能独立完成穿脱衣服、鞋袜，需成人帮助整理，速度较慢；被子叠得不整齐。	动作不够灵活，吃饭有时掉东西，洗脸和手有时洗不干净。	沿画好的圆、三角形、正方形的边线剪，比较容易完成，但离线有一定距离（不超过0.5cm）。
	0	完全需要成人帮助，或独立完成不正确。	独立完成用餐但经常掉饭粒，洗不净脸手；或完全需要成人帮助。	沿画好的圆、三角形、正方形的边线剪，完成有困难，或剪断线或离线距离过大（大于0.5cm）。
5～6岁	2	迅速、独立、有序完成所有动作。	灵活协调地使用餐具，端盆碗比较平稳，会盛饭；会梳头、擦鼻涕、洗脸和手。	沿一朵小花、一片树叶等较复杂的图形边线剪，轻松沿线剪开，基本准确。
	1	能有序、独立完成任务，但动作不熟练，速度较慢。	动作不够灵活、协调，有时出现错误。	沿一朵小花、一片树叶等较复杂的图形边线剪，比较容易完成，但离线有一定距离（不超过0.5cm）。
	0	独立完成时不整齐、不正确或完全需要成人帮助。	完全需要成人帮助。	沿一朵小花、一片树叶等较复杂的图形边线剪，完成有困难，或剪断线或离线距离过大（大于0.5cm）。

五、测量与评估实训

案例：某家庭有一儿一女，女童，3岁7个月，男童6个月，据幼儿园老师反映，女童进入幼儿园学习一学期，集体活动中比较沉默，表现欲望不强烈，不爱交流，无论早操还是室内外游戏，动作始终不协调，穿脱衣服也需要老师帮助完成，家长希望对两名幼儿动作的发展情况进行测量，以便对其进行全面评估。

（一）婴幼儿精细动作测量

1. 实训目的

（1）评定婴幼儿精细运动发育水平。

（2）及时发现精细运动发育过程中存在的问题与缺陷。

（3）为确定产生问题与缺陷的原因和环境因素提供客观依据。

2. 实训重难点

不同年龄分期婴幼儿的测量方法；通过练习掌握重点。

3. 计划与实施

实训计划与实施内容见表 2-33。

表 2-33　实训计划与实施内容

课程名称	幼儿健康评估与指导	项目名称	婴幼儿精细动作测量
实训时数	2	实训类型	综合性
实训用物	FMFM 精细运动能力测试量表所需物品（部分）。		
教学内容、教学过程和时间分配			

一、讲解本次实训安排（5 分钟）
　　示范→回忆并模拟˙→分组练习→评价总结
二、示教操作步骤，讲解操作重点及注意事项（20 分钟）
　　（一）操作流程
　　1. 核对婴幼儿姓名、性别、年龄。
　　2. 评估婴幼儿一般情况、目前状况、配合程度等。
　　3. 准备：
　　个人准备：洗手、戴口罩。
　　环境准备：安静整洁，光线充足，温、湿度适宜。
　　用物准备：实训用物、清洁布、记录本。
　　婴幼儿准备：向家长解释测量目的、操作方法，使婴幼儿和家长配合操作。
　　（二）测量过程
　　1. 视觉追踪。
　　（1）摇铃。
　　安静环境中，置儿童于仰卧位，在不给儿童看到摇铃的情况下，将摇铃放在距儿童耳部 30 厘米的正中处，接着摇动摇铃，观察儿童反应。
　　（2）左右追踪、垂直追踪。
　　1）儿童在扶持下坐着，面向桌子，检查者用网球吸引儿童注意，然后边在桌上把网球从儿童右侧滚向其左（右）侧，边说："来，看着球。"
　　2）儿童在扶持下坐着，面向桌子，检查者将网球置于儿童头部上方 10 厘米处吸引其注意，然后说："看着球"，接着将网球放开让其自由落至桌上，观察儿童反应。

续表

2. 上肢关节活动能力。

（1）伸手臂。

置儿童于仰卧位，将一摇铃放在距儿童胸上 30 厘米的正中处，吸引其注意，说："来拿摇铃。"

（2）抓握摇铃。

检查者坐在桌前抱儿童于膝上面对桌子，将一摇铃置于桌上距儿童的手 10 厘米处，然后说："去拿摇铃。"

（3）双手合握一块小方木。

检查者坐在桌旁，置儿童于膝上，将一方木放在儿童手中，然后说："玩方木"，嘱其双手玩方木。

（4）画线：1 支笔和 1 张纸。

儿童面对桌子坐在检查者腿上，或儿童坐在一个安全的地方，示范用一支笔在纸上画两条（约 8 厘米）垂直线，放纸和笔在儿童的边上，让其跟着做。

3. 抓握能力。

（1）抓握方木。

在桌前抱儿童于膝上面对桌子，吸引其注意方木，然后将方木放在距儿童手 10 厘米处的桌上，说："拿方木"，观察儿童抓取方木时手指的姿势，用前三指抓方木。

（2）抓小丸。

抱儿童于膝上坐在桌前，将两粒小丸放于桌子上儿童能拿到处，说："去拿小丸。"

（3）抓笔。1 支笔和 1 张纸（20 厘米 ×30 厘米）。

儿童面对桌子坐在检查者腿上，或儿童坐在一个安全的地方，将纸和笔放在儿童手边，吸引其注意，然后说："来，画画。"观察儿童抓笔的姿势。

4. 操作能力。

（1）移动小木桩。

抱儿童于膝上，或儿童坐在一个安全的地方，面对桌子。将一块插有 3 根小木桩的木钉板放在儿童面前，检查者指着小木桩对儿童说："把小木桩拿出来。"

（2）敲击杯子。

抱儿童于膝上，或儿童坐在一个安全的地方，面对桌子。示范：用手握着杯子吸引其注意，然后在桌上敲击杯子 3 次，接着将杯子放在桌上，说："像我这样敲杯子。"

（3）连接方木。

儿童坐在检查者的大腿上，面对桌子，将一块方木放在儿童的左手中，将另一块方木放在靠近儿童右手的地方，说"将那块也拿起来，然后把它们连起来"，必要的时候可以示范。

（4）拧开瓶盖。

抱儿童坐于膝上，或儿童坐在一个安全的地方，面对桌子。在儿童注视下检查者把两粒小丸放入瓶中，拧好瓶盖，然后把瓶子给儿童，说："把小丸拿出来。"

5. 手眼协调。

（1）手指戳洞。

抱儿童坐于膝上，或儿童坐在一个安全的地方，面对桌子。将一块木钉板放在儿童面前，示范：将食指戳入木钉板洞中，然后说"你来戳洞洞"。

（2）放形状。

抱儿童坐于膝上，或儿童坐在一个安全的地方，面对桌子。将形板放在儿童面前的桌上，将 3 个形状块放在儿童和形板之间，每个形状块放在应插入位置的下方，检查者先指形状块，再指应插入的地方，说："把形状块放进去"。

续表

（3）穿珠子。
抱儿童坐于膝上，或儿童坐在一个安全的地方，面对桌子。示范穿2粒珠子然后交于儿童，让其照着做。
（4）模仿画垂线。
儿童面对桌子坐在检查者腿上，或儿童坐在一个安全的地方，面对桌子。示范：用一支笔在纸上画两条（约5厘米长）垂线，然后把纸和笔放在儿童面前，说"像我这样画竖线"。
三、学生分10组练习（60分钟）
四、总结（5分钟）

注意事项	1. 注意安全性和准确性。 2. 检测者声音柔和，操作合理。 3. 根据实际情况，可选择部分内容进行实训练习。

*回忆老师示范的操作步骤并模拟练习。

4. 操作评价

具体评分标准见表2-34。

表2-34　婴幼儿精细动作测量评分标准

班级_____　　姓名_____　　学号_____　　成绩_____

项目	总分	技术操作要求	评分等级			得分	备注
			A	B	C		
准备阶段	22	评估幼儿一般情况、配合程度；解释测量目的； 仪表大方、服饰整洁，态度和蔼；洗手、戴口罩； 环境与物品的准备。	6 8 8	4 4 4	2 0 2		
操作流程阶段	58	视觉追踪； 上肢关节活动能力； 抓握能力； 操作能力； 手眼协调能力。	8 10 10 15 15	6 8 8 8 8	4 5 5 5 5		
结束阶段	20	操作后：准确记录；用物处理恰当；洗手。	8	4	2		
		评价：动作轻柔、稳重、准确、安全； 关爱幼儿，幼儿舒适、安静。	6 6	3 3	1 1		
		备注：不关心幼儿、沟通不畅、损伤幼儿，为不及格。					
总分100							

主考教师：		考核日期：　　年　　月　　日

（二）幼儿体质健康测量

1. 实训目的

（1）评价幼儿体质健康情况。

（2）熟悉体质健康测量的目的和要求。

（3）掌握体质健康测量的方法。

2. 实训重难点

不同年龄分期幼儿需分不同组别；通过示范、示范、练习掌握重点。

3. 计划与实施

实训计划与实施内容见表 2－35。

表 2－35　实训计划与实施内容

课程名称	幼儿健康评估与指导	项目名称	幼儿体质健康测量
实训时数	2	实训类型	综合性
实训用物	秒表、木箱、软尺、网球、软方包、幼儿坐位体前屈测试仪、幼儿平衡木和平台等。		
教学内容、教学过程和时间分配			

一、讲解本次实训安排（5分钟）
　　示范→回忆并模拟→分组练习→评价总结
二、示教操作步骤，讲解操作重点及注意事项（20分钟）
　　（一）操作流程
　　1. 核对幼儿姓名、性别、年龄。
　　2. 评估幼儿一般情况、目前状况、配合程度等。
　　3. 准备
　　环境准备：场地平整，光线温和，温、湿度适宜。
　　用物准备：实训用物、记录本。
　　幼儿准备：向家长解释测量目的、操作方法，使幼儿和家长配合操作。
　　（二）测量过程
　　1. 身高、体重（略）。
　　2. 10 米折返跑。
　　（1）在平坦的地面上画出长 10 米、宽 1.22 米的直线跑道若干条，在每条跑道折返线处设一手触物体（如木箱），在跑道起终点线外 3 米处画一条目标线。
　　（2）测试时，受试者至少两人一组，以站立式起跑姿势站在起跑线后（脚不得踩线），听到起跑信号后，立即起跑，测试员开表计时。
　　（3）受试者跑到折返处，用手触摸物体后，转身跑向目标线，中途不许串道。
　　（4）当胸部到达起终点线的垂直面时，测试员停表。
　　（5）记录以秒为单位，四舍五入保留小数点后一位，如 10.11 秒记录为 10.1 秒。
　　3. 立定跳远。
　　（1）距沙坑边缘 20 厘米处设起跳线。
　　（2）测试时，受试者双脚自然分开，站立在起跳线后，脚不得踩线。

续表

（3）摆动双臂，双脚蹬地尽力向前跳，测量起跳线与最近脚跟之间的直线距离。

（4）测试两次，取最好成绩。

（5）记录以厘米为单位，不计小数。

4. 网球掷远。

（1）长 20 米、宽 6 米的平坦地面一块，设一侧端线为投掷线，每隔 0.5 米画一条横线。

（2）测试时，受试者身体面向投掷方向，两脚前后分开，站在投掷线后。

（3）单手持球从肩上尽力向前掷出。球出手后，后脚可以向前迈出一步，但不能踩线或越线。

（4）如果球的着地点在横线上，则记录该线所标示的数值；如果球的着地点在两条横线之间，则记录靠近投掷线的横线所标示的数值。

（5）如果球的着地点超过 20 米长的测试场地，可用卷尺丈量；如果球的着地点超出场地的宽度，则重新投掷。

（6）测试两次，取最大值。

（7）记录，以米为单位。

5. 双脚连续跳。

（1）在平坦地面上每隔 0.5 米横置一块软方包（长 10 厘米，宽 5 厘米，高 5 厘米），共放置 10 块，画出一条横线，共画出 10 条，每条横线上在距离第一块软方包 20 厘米处设立起跳线。

（2）测试时，受试者两脚并拢，站在起跳线后，当听到开始口令后，双脚同时起跳。

（3）双脚一次跳过一块软方包，连续跳过 10 块。

（4）当受试者跳过第十块软方包双脚落地时，测试员停表。

（5）测试两次，取最好成绩。

（6）记录，以秒为单位，四舍五入保留小数点后一位，如 10.11 秒记录为 10.1 秒。

6. 坐位体前屈。

（1）测试时，受试者坐在垫上，双腿伸直，全脚掌蹬在测试仪平板上。

（2）幼儿双臂并拢平伸，上体匀速逐渐前屈，用两手指尖推动游标平滑前移，直至不能继续前伸为止。

（3）测试两次，取最大值。

（4）记录成绩。

7. 走平衡木。

（1）平衡木的两端外各加一块长 20 厘米、宽 20 厘米、高 30 厘米的平台。

（2）测试时，受试者站在平台上，面向平衡木。

（3）当听到开始口令后，受试者从平衡木一端两脚交替前进，双臂侧平举，保持身体平衡。

（4）受试者任意一个脚后跟超过终点线时，测试员停表。

（5）测试两次，取最好成绩。

（6）记录成绩。

三、学生分 10 组练习（60 分钟）

四、总结（5 分钟）

注意事项	1. 测试时应穿运动服、运动鞋。 2. 坐位体前屈不得有突然前振的动作；两腿不能弯曲。 3. 不能走平衡木的幼儿可以横向站立挪动脚步前进；如中途落地，可补测一次。

4. 操作评价

具体评分标准见表 2 - 36。

表 2 - 36　幼儿体质健康测量评分标准

班级_____　　　　姓名_____　　　　学号_____　　　　成绩_____

项目	总分	技术操作要求	评分等级			得分	备注
			A	B	C		
准备阶段	22	评估幼儿一般情况、配合程度；解释测量目的；	6	4	2		
		仪表大方、服饰整洁、态度和蔼；洗手、戴口罩；	8	4	0		
		环境与物品的准备。	8	4	2		
操作流程阶段	60	10 米折返跑；	10	8	5		
		立定跳远；	10	8	5		
		网球掷远；	10	8	5		
		双脚连续跳；	10	8	5		
		坐位体前屈；	10	8	5		
		走平衡木。	10	8	5		
结束阶段	18	操作后：准确记录；用物处理恰当；洗手。	6	4	2		
		评价：动作轻柔、稳重、准确、安全；	6	3	1		
		关爱幼儿，幼儿舒适、安静。	6	3	1		
		备注：不关心幼儿、沟通不畅、损伤幼儿，为不及格。					
总分 100							

主考教师：　　　　　　　　　　考核日期：　　　年　　　月　　　日

 本章小结

必备知识		操作技能
1. 幼儿健康状态测量的基本程序与主要方法； 2. 幼儿各类身体形态与动作发展健康水平的测量方法、测量工具和评估标准。	幼儿身体形态与动作发展健康水平测量与评估	1. 幼儿体重、身高、头围、胸围发展水平的测量与评估方法； 2. 幼儿大动作、位移技能、操作技能、精细动作发展水平的测量与评估方法。

同步练习

一、名词解释

幼儿身体形态指标　离差评价法　幼儿精细动作　操作技能发展

二、简答题

1.简述幼儿健康状态测量的基本程序。

2.简述如何测量与评估婴儿期的动作发展水平。

3.简述如何测量与评估幼儿的跑步动作技能发展水平。

4.简述如何测量与评估幼儿精细动作发展水平。

5.简述如何干预纠正幼儿接球动作技能发展问题。

三、分析讨论

1.离差评价法、身体指数评价法、三项指标综合评价法用于幼儿身体形态健康水平评估的各自优缺点。

2.如何综合测量与评估幼儿体质健康发展水平。

四、拓展学习与实践

1.分组合作完成幼儿身体形态健康水平自选专项的测量与评估，并撰写一份1000字的测评报告。

2.分组合作完成幼儿动作发展健康水平自选专项的测量与评估，并撰写一份1000字的测评报告。

第三章　幼儿心理与多元智能发展健康水平测量与评估

学习目标

1. 掌握幼儿心理发展健康水平测量与评估的基本标准、操作程序与常用方法；
2. 掌握幼儿多元智能发展健康水平测量与评估的基本标准、操作程序与常用方法。

学习重难点

1. 幼儿心理发展健康水平测量与评估的基本标准；
2. 幼儿多元智能发展健康水平测量与评估的基本标准。

学习方法

自主学习、集体讨论、实操练习。

教学建议

1. 指导学生通过实训掌握幼儿心理发展健康水平测量与评估的基本技能；
2. 指导学生通过实训掌握幼儿多元智能发展健康水平测量与评估的基本技能。

第一节　幼儿心理发展健康水平测量与评估

　　幼儿期不仅是身体发育最迅速的时期，而且是心理发展和个性形成的转折期和关键期。必须把保护幼儿的生命和促进幼儿的健康放在工作的首位，树立正确的健康观念，在重视幼儿身体健康的同时，高度重视幼儿的心理健康。

一、幼儿心理发展健康水平的基本测量指标

（一）幼儿心理健康概述

　　目前心理学家对幼儿心理健康这一概念尚未提出统一的划分标准，但国内外相关资料显示，幼儿心理健康主要包括以下几个方面[①]：

1. 正常的智力水平

　　与正常的生理发展，特别是与大脑的正常发育相协调的各种能力发展正常，表现出与其年龄段相符合的行为和能力。

2. 情绪及情感合理自控

　　幼儿能够对不同的外界刺激做出相应的情绪反应和身体行为，且其行为和反应具有一定的控制性和稳定性。

影响幼儿心理
健康的因素

3. 基本的自立与独立

　　幼儿具备基础的意志表达，包括对某事物或爱好有持久的坚持力、对任务具有较强的自我控制力。

4. 思想和行为协调一致

　　心理健康的人的思想和行为是协调一致的，做事有条不紊、条理清楚。幼儿具有注意不稳定、做事的坚持性差等年龄特点，这是正常表现。

---

① 赵小乐. 幼儿心理状况的调查研究［J］. 考试周刊（幼教天地），2016（28）：188.

5. 良好的人际关系

良好的人际关系是评判心理健康的一项基础，这一时期正好是交往能力培养的关键期，要探究幼儿与父母、幼儿园老师及同伴的关系。

6. 反应适度

人对刺激的反应存在个体差异，有的人反应敏捷，有的人反应迟缓，这种差异在一定限度内是正常的。

（二）幼儿心理发展的常见问题行为

1. 睡眠障碍

幼儿的睡眠障碍分为睡眠失调和睡眠异常。睡眠失调是指入睡或维持睡眠方面的障碍，如睡眠时间太短或太长、难以入睡、醒后精神不振。睡眠异常是指睡眠时出现行为或生理方面的异常现象，如梦游、梦魇、梦惊。睡眠失调是幼儿期常见的睡眠障碍，会随着幼儿年龄的增长自行好转，但需要父母根据孩子的生理特点进行合理的睡眠安排与适度的睡眠要求，如给予睡前的关心，而不是匆忙离去。

2. 情绪障碍

（1）焦虑症。幼儿的焦虑主要表现为分离性焦虑、恐惧性焦虑、社交性焦虑和广泛性焦虑等。分离性焦虑多发生于 6 岁前，是指幼儿与依恋对象分离或将要分离时产生的过度焦虑，他们拒绝与父母分开，从而表现出焦躁、哭泣、尖叫或自称生病等。

（2）恐惧症。幼儿的恐惧一方面表现为对某些具体事物的恐惧，如怕动物、怕水、怕陌生人；另一方面表现为对某些抽象概念的恐惧，如怕丢、怕死、怕被拐骗。恐惧时表现为惊慌、惊叫、回避等情绪反应，伴有发抖、呼吸加快、面色苍白、肢体瘫软甚至一时性大小便失禁等生理反应。少数幼儿恐惧程度较严重，到了一定年龄仍难以消退以致干扰其正常行为，造成社会适应困难，有的还会引起严重恐惧，甚至形成恐惧症。

（3）暴怒发作。暴怒发作是指幼儿在个人要求或欲望没有得到满足或受到挫折时，出现哭闹、尖叫、在地上打滚，甚至用头撞墙壁、撕扯自己的头发或衣服等发泄不愉快情绪的过火行为。上述行为出现时，成人往往无法劝阻，只有当他们的要求得到满足或情绪稳定后才能停止。

（4）屏气发作。屏气发作又称呼吸暂停症，是指幼儿在遇到发怒、惊恐或不如意的事时，突然出现急剧的情绪爆发，在哭闹以后发生呼吸暂停的现象。轻者呼吸暂停0.5～1分钟，嘴唇青紫，面色发白；重者呼吸暂停2～3分钟，全身僵直，意识丧失，出现抽搐，随后肌肉松迟，恢复原状。这一行为表现在 2 岁以前比较多见，3 ～ 4 岁以后较少发生，6 岁以后则十分罕见。

3. 品行障碍

品行障碍在幼儿期较为常见，且男孩多于女孩。主要表现为攻击性行为、说谎、偷窃、残害小动物、破坏公物等。诱因除生物因素外，与家庭、社会、幼儿园的教育密不可分。幼儿的攻击性行为表现为受到挫折时，采取打、咬、抓、踢和抢、扔东西等方式引起同伴或成人与他的对立和斗争。幼儿的说谎分为无意说谎和有意说谎。无意说谎是指幼儿由于认知发展水平低而产生的想象与现实不符的情况，并不是有意编造出来的，随着年龄的增长，无意说谎会逐渐减少；有意说谎是指经常故意编造谎话，需要引起重视，久而久之，就会成为一种习惯，从而构成严重的品行问题。

4. 正常心理机能发展迟缓

（1）口吃。口吃是一种常见的语言节律障碍，是指在说话时字音或字句有不正常的停顿或重复表现。患口吃的幼儿大多自卑、羞怯、退缩、孤独不合群。2 ～ 3 岁，一般是口吃开始发生的年龄，3 ～ 4 岁是口吃的常见期。幼儿的口吃更多是心理原因所致，如说话时过于急躁、激动、紧张；有的来自模仿。幼儿的好奇心和好模仿的心理特点，使他们觉得口吃"好玩"，于是加以模仿，不自觉地就形成了习惯。解除紧张是矫正口吃的重要方法，同时注意建立良好的语言环境。

（2）多动症。多动症是儿童心理行为疾病中最常见的，一般在 6 岁前起病，7 岁前表现出来，6 ～ 10 岁为发病的高峰期。男孩多于女孩，发病率在 20% 以上，其主要症状为：注意缺陷、多动、冲动，表现为活动过多、注意力不集中、冲动、任性、学习困难等。特别要注意的是，对幼儿的多动障碍，应和好奇心强、活跃、粗心、急躁的个性特点与行为习惯严格区分开来，不能轻易冠以儿童多动症这一标签。因此，在诊断时，必须对儿童进行全面评估，包括成长发展史、父母和教师的报告、行为观察与量表检测。

5. 儿童孤独症

儿童孤独症是一类以社会交往障碍、语言交流障碍、兴趣狭隘和重复刻板行为为特征的疾病，患病率 3 ～ 4 例 / 万，多见于男孩。

（1）社会交往障碍。表现为喜欢独处，不愿与他人建立联系，有些在婴儿期就有显现，如不喜欢别人抱，在别人抱起时，便会哭闹，对人态度冷淡，缺乏情感联系，即使是父母也毫不依恋。自己随心所欲，旁若无人，对周围的事漠不关心，常常说出或做出一些不合情理的事情。

（2）语言交流障碍。表现为言语很少，常常默默不语，只发出简单重复的声音，不能主动与人交谈，对别人的呼唤也不做任何应答，情况严重的甚至没有言语，不会理解和运用面部表情、动作、姿态等与人交往。

（3）兴趣狭隘和重复刻板行为。表现为兴趣受限，常在较长时间里，专注于某种或几种游戏或活动，往往对一般儿童不喜欢的玩具和物品非常感兴趣。他们会坚持某些常规或仪式性的动作，拒绝改变重复刻板的动作或姿势，否则会出现明显的烦躁和不安，伴有感知障碍、认知障碍、癫痫等表现，少数还有特殊能力，如极强的记忆力、音乐天赋、计算力等。

二、幼儿心理发展健康水平的测量方法和工具

（一）常用方法

1.观察法

观察法是在自然状态下，观察者通过感官或仪器，在一定时间内有目的、有计划、有步骤地考察并收集、记录与幼儿相关的资料，并加以客观解释，以了解幼儿的心理发展状况。观察法是研究幼儿心理发展的最基本、最普遍的方法，根据不同标准分为不同类型（见表3-1）。

表 3-1 观察法的类型

标准	类型
观察时间	长期观察 / 定期观察
观察范围（内容）	全面观察 / 重点观察
观察方式	直接观察 / 间接观察
观察过程的控制程度	结构性观察 / 非结构性观察

2.调查法

（1）口头调查法。口头调查法即访谈法，是通过与幼儿或其父母、抚养人和教师的口头交谈，了解和收集有关他们心理发展和行为表现的资料的一种方法。与观察法相比，访谈法可以获得更深入、更有针对性的资料，大体可分为以下几类：

1）选择答案的谈话：预先拟定好具体的选择题，让被谈话者来选择。

2）自由回答谈话：围绕一个或几个问题进行回答，直到了解问题为止。

3）没有具体问题的谈话。对幼儿的意志、动机、信仰、感情、态度等内在情况进

行了解。没有具体问题，但有预定的谈话范围。

（2）问卷调查法：即书面调查，不受空间限制，可以在较短的时间内获得更多的资料。一般幼儿没有语言文字能力，问卷往往由幼儿的父母或老师来完成。问卷形式一般包括以下几类：

1）结构式或封闭式问卷：提出问题，并提供可以选择的答案，由被试者从中选取一项或几项作为自己的回答。题型包括：是否型、选择型和判断型。

2）开放式或非结构型问卷：只给出问题，不提供答案，让被试者自由填写。但是由于回答的标准化程度低，后期的整理和分析会比较困难。

3）综合型问卷：综合了结构式问卷和非结构式问卷的优点，题型一般以封闭型为主，可根据具体情况适当加入开放性问题。

3. 测验法

测验法即量表法，指采用标准化的量表，按照规定的程序测量幼儿的行为表现，并将获得的数据与常模相比较，既可用于测查幼儿心理发展的个别差异，也可用于了解不同年龄阶段幼儿的心理发展水平的差异。幼儿心理或行为测验的量表通常包括 3 类测试对象：幼儿本人、家长或其他监护人、幼儿园或学校老师，即采用间接或直接两种方式。在心理学中，测验法常用于测量智力和个性特征。

（二）常用工具

1. 筛查量表

筛查主要针对正常幼儿、高危幼儿或可能存在问题的幼儿，只提供对幼儿的粗略评价，发现幼儿是否存在心理障碍和行为问题，而不能作结论性的诊断。

（1）早期筛查量表（Early Screening Inventory，ESI）。由梅锡尔斯（S.J.Meisels）等人编制，是一种对 3～6 岁幼儿的发展状况进行个别检查的工具。测查以后，对可能有发展障碍的幼儿还需用其他测查工具做进一步的诊断性评价，以此来确定这些幼儿是否需要进行特殊的教育和矫正。ESI 的测验内容包括以下三方面：

1）视觉－动作／适应测验：包括看图片、画线条、视觉顺序记忆和搭积木等。主要测查幼儿对精细动作的控制、手与眼的协调、记忆力、画二维视觉图形和复制三维视觉形状的能力。

2）语言和认知能力测验：主要测查幼儿的言语理解、发音和口头表述、口头推理、数概念的掌握以及听觉顺序记忆的能力。

3）粗动作／身体意识测验：主要测查幼儿身体平衡、大动作协调和借助视觉线索来模仿身体各部分位置变化的能力。

上述内容均是为调查幼儿在某一特殊方面的能力而设计的，因此测查时不能只测其中的一个或几个项目，否则就会忽略那些在某一方面有问题的幼儿。测查部分完成后必须由家长完成家长问卷，以对幼儿的测查结果作进一步客观、深入的评估。

（2）丹佛发育筛查测验（Denver Development Screen Test，DDST）。由美国丹佛学者弗兰肯堡（W.K.Frankenburg）与多兹（J.B.Dodds）编制，是目前美国托儿所、医疗保健机构对婴幼儿进行检查的常规测验。检查对象为出生到 6 岁的婴幼儿，一次检查时间不超过 30 分钟。如测验数据不达标，便认为该婴幼儿可能有问题，应进一步进行其他的诊断性检查。测验内容共 105 个项目，分为四组，以每个项目人数的 25%、50%、75%、90% 作为标准，将测验数据与常模进行比较，以了解被测幼儿的发育水平。

1）个人 – 社交能区：这些项目表明婴幼儿对周围人的应答能力和料理自己生活的能力。

2）精细动作 – 适应性能区：这些项目表明婴幼儿看的能力和用手取物和画图的能力。

3）语言能区：这些项目表明婴幼儿听、理解和运用语言的能力。

4）大运动能区：这些项目表明婴幼儿坐、步行和跳跃的能力。

（3）绘人测验（Draw a Person Test，DAP）。绘人测验又称画人测验，是一种能引起幼儿兴趣的简便易行的智能测验方法。1885 年，库克（E.Cooke）首先描述了幼儿画人的年龄特点。1926 年，古德纳夫（F.L.Goodenough）最早研究绘画投射出来的智力水平，并且对绘画进行量化研究，成为绘人测验的创始人。

绘人测验一般适用于 4 ～ 12 岁具有一定绘画技能的儿童，最好在 10 ～ 20 分钟内完成。测验的工具特别简单，不需要复杂的指导语，人为干涉因素少，只要求儿童画一个人像，测试过程中气氛轻松，能引起儿童兴趣，不易产生疲劳。通过儿童绘的人的完整性、比例的协调性，以及在绘画过程中儿童表现出的注意力、记忆力、观察力、想象力、空间知觉、方位知觉等，测评儿童的智力发展水平。

2. 诊断评估量表

针对筛查结果，对怀疑有问题的幼儿、需要进行疾病诊断的幼儿以及需要干预的幼儿进行进一步详细的检查。

（1）韦克斯勒学前儿童智力量表（Wechsler Preschool and Primary Scale of Intelligence，WPPSI）。由美国心理学家韦克斯勒编制，适用于 4 ～ 6.5 岁幼儿的智力测量，是国际上公认的比较好的智力测验工具。该量表是韦克斯勒学龄儿童智力量表（WISC）的延伸，后经中国心理学工作者修订，可用于对中国儿童进行智力测验。

WPPSI的内容分为言语量表和操作量表两类。言语部分设常识、词汇、算术、类同、理解5个分测验和1个背诵语句的补充测验，在6个分测验中又各设分题，共119项组成言语量表。操作部分有动物房、图画补缺、迷津、几何图形、积木图案5个分测验，其下也设有分题，共54项组成操作量表。

该量表采用离差智商的评分方法，把测验所得的原始分按常模换算成量表分，由量表分再换算成智商，以智商高低评估被测幼儿的智力水平，并评判幼儿是否有智力发展方面的问题和障碍。

（2）麦卡锡儿童智能量表（McCarthy Scale of Children's Abilities，MSCA）。由美国儿童发展心理学家麦卡锡（D. McCarthy）于1972年编制，是专门为2.5～8.5岁儿童设计的诊断测量表，主要测量儿童的言语、知觉-操作、数量、记忆和动作等能力，以对儿童的心理发展进行综合测评（见表3-2）。

表3-2　麦卡锡儿童智能量表各分量表的组成

分量表	分测验	主要测查能力
言语分量表	图画记忆、词语知识、词语记忆、词语流畅性、反义词类推。	测查言语表达、词语概念及词语理解能力。
知觉-操作分量表	积木、拼图、连续敲击、左右方向、图形临摹、画人、概括归类。	测查知觉、操作和非言语概括、推理能力。
数量分量表	数的问题、数字记忆、数的区分。	测查数的概念和对量词的理解。
记忆分量表	图画记忆、连续敲击、词语记忆、数字记忆。	测查短时记忆力。
运动分量表	腿的动作、手臂动作、动作模仿、图形临摹、画人。	测查精细动作的整体协调性。

（3）Achenbach儿童行为量表（Child Behavior Check List，CBCL）：由艾森博克（Achenbach）编制，1970年首先在美国使用，主要用于筛查儿童社会适应方面的行为问题。该量表适用于4～16岁的孩子，分为家长版、教师版和年长儿童（智龄10岁以上）自评版。其中家长版使用经验最多，这里主要介绍家长用表。CBCL主要分为三部分：

第一部分为一般项目，只作背景资料，不记分。

第二部分为社交能力，包括七大类：参加体育运动的情况、课余爱好、参加集体活动的情况、课余劳动、交友情况、与家人及其他儿童相处的情况、在校学习的情况。得分越高，社会适应越好，低于20分者为可疑对象。

第三部分为行为问题，包括 113 条，被归纳为以下因子：内向、外向、分裂样、多动、抑郁、不合群、强迫、躯体主诉、社会退缩、违纪、攻击。只要存在相应的行为问题，即记 1 分，否则记 0 分，最后计算各因子得分。

（4）Conners 儿童行为问卷（Conners 氏量表）：Conners 氏量表应用至今，是筛查儿童行为问题（特别是多动症）用得最为广泛的量表。本量表适用范围为 3～16 岁的孩子。主要有三种问卷：父母问卷、教师问卷、父母教师共同问卷。父母问卷原有 93 个条目（1970 年），1978 年修订为 48 条，采用四级评分法（0、1、2、3）。这 48 条可归纳为六个因子：品行问题、学习问题、心身障碍、冲动 – 多动、焦虑、多动指数。教师问卷应用比较广泛，后修订为 28 个条目，也采用四级记分法，可归纳为四个因子：品行问题、多动、不注意 – 被动、多动指数，包括了儿童在学校中常见的行为问题。

三、幼儿心理发展健康水平的基本测量标准

幼儿期是人生发展的初期，心理发展各个方面都还处在初步形成阶段，判断一个幼儿的心理是否健康，关键是看他能否达到大多数幼儿相应年龄段所具有的心理发展水平。

（一）幼儿认知发展

1. 幼儿的感知觉

感知觉是感觉和知觉的统称，是人类认识世界的开端，是幼儿心理发展过程中最早出现的认知过程，为认知过程的进一步发展奠定了基础（见表 3 – 3）。

表 3 – 3　幼儿感知觉发展的年龄特征

类别		3～4 岁	4～5 岁	5～6 岁
视觉	视觉集中	出生后 3 周能集中 5 秒，3 个月时能集中 7～10 分钟，8 个月时集中和追随能力达到成人水平。		
	视敏度	新生儿最佳视距 20cm，2 岁左右与成年人类似，整个幼儿期视力不断增长。		
	颜色视觉	初步辨认红、黄、绿、蓝等基本色。但在辨认混合色与近似色时，如橙色与紫色、橙与黄、蓝与天蓝等，往往出现困难。同时，也难以完全正确地说出颜色的名称。	能区分基本色与一些近似色，如红色与粉红色，能够说出基本色的名称。	能认识颜色，画图时还能运用各色颜料调出需要的颜色，能正确说出黑、白、红、蓝、绿、黄、棕、灰、粉红、紫、橙等颜色名称。

续表

类别		3～4岁	4～5岁	5～6岁
听觉	听觉感受性	随着年龄增长而提高；注意"重听"现象。		
	语音听觉	不能分辨语言的微小差别，如分不清"s"和"sh"，"k"和"h"。	可以辨别语言的微小差别。	几乎可以毫无困难地辨别本民族的所有语音。
空间知觉	形状知觉	能正确辨别圆形、正方形、三角形和长方形。	能辨别各种基本几何图形，学会了简单的形状拼接，如能把两个半圆拼成一个圆形。	能辨别更多的形状，如梯形、菱形、椭圆形等；能正确辨认球体、正方体和长方体等立方体。
	方位知觉	3岁时能辨别上下方位，4岁时能辨别前后方位。	5岁的幼儿开始能以自身为中心辨别左右方位。	6岁的幼儿虽能完全正确地辨别上、下、前、后四个方位，但以自身为中心来判断左、右时仍有困难。
	距离知觉	（1）只对他们熟悉的物体或场地可以区分远近，对于比较遥远的空间距离则不能正确认识；（2）不懂得"近物大，远物小""近物清晰，远物模糊"等感知距离的视觉信号。如画出的物体远近大小不分，还不善于把现实物体的距离、位置、大小等空间特性在图画中正确表现出来，不能正确判断图画中人物的远近位置。		
	时间知觉	已有一些初步的时间概念，但往往和他们具体的生活活动相联系。	可以正确理解"昨天""今天""明天"，也能运用"早晨""晚上"等词，但对较远的时间，如"前天""后天"等还不能理解。	开始能辨别"大前天""前天""后天""大后天"，能分清上午、下午，知道今天是星期几，知道春、夏、秋、冬四季，并能学会看钟表等。对于更短或更远的时间观念难以分清。如从前、马上等。

2.幼儿的注意

新生儿已经有了注意，婴儿期注意不断发展，整个婴儿期的注意都属于无意注意，进入幼儿期，幼儿仍以无意注意为主，有意注意逐渐发展。与3岁前相比，与幼儿兴趣和需要密切相关的刺激物成为引起无意注意的原因。幼儿注意的整体水平较低，呈现出随着年龄的增长不断提高的趋势。幼儿注意品质主要表现在以下四个方面。

（1）注意的广度。幼儿注意的广度比较狭窄，同一时间内能清楚把握对象的数量较少，在0.1秒的时间内一般幼儿最多只能把握2～3个相互间无联系的对象。随着年龄和知识经验的增长以及生活实践的锻炼，幼儿注意的广度会逐渐扩大。

（2）注意的稳定性。幼儿注意的稳定性较差，更难以持久地、稳定地进行有意注意。在良好的教育环境下，3～4岁幼儿的有意注意只能保持3～5分钟，4～5岁幼儿可保持10分钟，5～6岁幼儿能保持15分钟左右。在注意的过程中，幼儿特别容易产生注意分散，即"分心"现象，对于生动有趣的对象可以较长时间地注意，但对枯燥乏味的对象则难以维持注意。随着幼儿年龄的增长，其注意的稳定性逐渐提高。

（3）注意的分配。幼儿注意分配的能力较弱且年龄越小越突出，3岁时幼儿的注意力一般只能集中在一件事情上，很难分配到两种或两种以上的事情上，如站队时顾了前后顾不了左右，表演时顾了动作忘了歌词。5～6岁时，幼儿基本可以实现注意的分配。如做操时，他们既可以注意到自己的动作，又可以兼顾自己所站的队形是否整齐。

（4）注意的转移。幼儿注意的转移比较困难，不善于随着活动任务的变化而灵活转移自己的注意力。这与前后两种活动任务的性质以及幼儿的兴趣相关，安排活动时两种活动之间最好有一定的时间间隔，把幼儿更感兴趣、强度较大的安排在后面，从而提高幼儿注意转移的速度。

3. 幼儿的记忆

记忆的保持时间是随年龄增长而增长的。在再认方面，1岁儿童能保持几天，2岁能保持几周，3岁能保持几个月，4岁能保持1年左右，7岁能保持3年左右。在再现方面，2岁儿童能再现几天以前的事，3岁能再现几个星期以前的事，4岁能再现几个月以前的事，7岁能再现1～2年以前的事。通常情况下，人们很少能回忆起3～4岁前发生的事，三四岁后儿童才逐渐出现可以保持终生的记忆，这种现象被称为"婴儿期健忘"。

3岁以前的儿童基本上只有无意识记忆，有意识记忆虽然已经萌芽，却很少使用。幼儿期的有意记忆是在成人的教育下逐渐产生的，如在日常生活和组织教学活动时向幼儿提出记忆的任务等。整个幼儿期，以无意识记忆为主且效果优于有意识记忆。幼儿早期"鹦鹉学舌"式的背诵古诗、认字等多是机械记忆，幼儿中晚期在进行记忆活动时加入了在理解的基础上的意义记忆。在语言发生之前，只有关于事物形象的形象记忆，语言发生后，直到整个幼儿期，形象记忆仍然占主要地位。熟悉的词在儿童头脑中与具体的形象相结合，因而效果比较好。

4. 幼儿的想象

幼儿期是想象最为活跃的时期，它贯穿于幼儿的各种活动中。幼儿想象发展的一般趋势是从简单的自由联想向创造想象发展，具体表现为：从无意想象发展到有意想象；从简单的再造想象发展到创造想象；从天马行空的想象发展到合乎现实的想象（见表3-4）。

表 3-4 幼儿想象的发展

3～4岁	4～5岁	5～6岁
1.想象活动无目的，无前后一致的主题； 2.想象的内容贫乏、零碎且缺少联系； 3.想象受感知形象的直接影响； 4.不追求想象成果。	1.想象出现了有意的成分； 2.想象内容较丰富，但仍然比较零碎； 3.想象的目的和计划非常简单； 4.想象过程随着外界或自身的情况而变化。	1.想象活动有明确的目的和主题； 2.想象内容不断丰富且情节具体化； 3.想象内容的灵活性和新颖性增强； 4.想象的形象更加符合客观逻辑。

注：幼儿想象能力随着年龄的增长而逐渐提高，上述各个年龄阶段幼儿想象的发展特点，并不是截然不同的，幼儿想象的发展还会表现出明显的个体差异，即使在同一个幼儿身上，在不同的活动中，想象的发展水平也会有所不同。

资料来源：李甦.学前儿童心理学［M］.北京：高等教育出版社，2013：147.

5.幼儿的思维

婴儿主要通过感知和动作认识世界。2～3岁幼儿的思维具有直觉行动性，离不开对实物的操作，感知和动作一旦停止，思维也随即停止，3岁以前基本只有这种思维方式。4～5岁幼儿的思维具有具体形象性，主要依靠对事物具体形象或表象的认识来进行思维。5～6岁幼儿的抽象逻辑思维在不断完善的具体形象思维的基础上发展起来，主要表现为概念、判断和推理以及理解能力的发展（见表3-5）。整个幼儿期以具体形象思维为主，抽象逻辑思维到幼儿晚期才开始萌芽。

表 3-5 幼儿思维形式的发展

类型		发展表现
概念	实物概念 完全不会说 不会下定义 依据具体特征下定义 初步概念水平	对实物概念的掌握以具体特征为主。3～4岁，实物概念的基本内容代表幼儿所熟悉的某一或某些事物；4～5岁，能概括地指出某些实物较突出的特征，尤其是功能方面；5～6岁，初步掌握某一实物概念的本质特征。
	数概念 对数量的感知阶段 （3岁左右）	（1）对大小、多少有笼统的感知，能够对明显的大小、多少进行区分。 （2）能说出10以下的数字，通过口手配合点数5以下的实物，但数完后仍不能说出物体的总数。
	数词和物体数量之间建立联系的阶段 （3～5岁）	（1）点数完后能说出物体总数，有了初步的数群概念，末期出现数的守恒。 （2）能分辨大小、多少、一样多，能认识第几（序数）和数的顺序。 （3）能按数取物并利用实物进行简单的加减运算。
	数运算的初期阶段 （5～7岁）	（1）能对10以内的数保持守恒，计算能力发展较快，6岁以后可以进行10以内加减法的口算。 （2）序数、基数概念进一步深化拓展。

续表

类型	发展表现
判断	（1）从感知形式的判断向反映事物之间的因果、时空、条件等联系发展。 （2）从反映事物的表面联系向反映事物的本质联系发展。 （3）从以对待生活的态度为依据向以客观逻辑为依据发展。 （4）从没有意识到判断的根据向明确意识到自己的判断的根据发展。
推理	0级水平：不能进行推理活动。 Ⅰ级水平：只能根据熟悉的非本质特征进行较简单的推理活动。 Ⅱ级水平：在提示的条件下，运用展开的方式逐步发现事物的本质联系，最后做出正确的结论。 Ⅲ级水平：可以独立且较迅速地运用简约的方式进行正确的推理活动。 注：幼儿推理能力随年龄增长而发展。研究显示：3岁基本不能进行推理活动，4岁推理能力开始发展，6～7岁可以进行推理。
理解	（1）从对个别事物的理解，发展到理解事物的关系。 （2）从主要依靠具体形象来理解事物，发展到依靠语言说明来理解。 （3）从对事物做简单、表面的理解，发展到理解事物较复杂、较深刻的含义。 （4）从与情感密切联系的理解，发展到比较客观的理解。 （5）从不理解事物的相对关系发展到逐渐能理解事物的相对关系。

6. 幼儿的言语

幼儿言语的发展顺序是先掌握口头言语，再掌握书面言语。0～1岁为言语发生的准备期，1～3岁为言语形成期，3岁以后为言语的发展期（见表3-6）。言语活动包括对言语的感受，即感知过程（口头语言的听、书面语言的看）和理解过程（听懂、看懂）；发出语言，即说或写。幼儿言语活动的这两个过程，在发展过程中并不是完全同步的，其发展趋势是语音知觉发展在先，正确语音发展在后；理解语言发展在先，语言表达发展在后。

表3-6 幼儿言语的发生与发展

阶段		具体表现
准备期	简单发音阶段 （0～3个月）	哭是最初的发音，2个月后在不哭时能听到婴儿发音，成人引逗时发音现象更明显，能发出 ai、a、ei 等音。这一阶段的发音是一种本能行为，无任何符号意义，天生聋哑的儿童也能发出这些声音。
	连续重复音节阶段 （4～8个月）	发音连续性增加，由单音节发声转变为重复音节发声，如"ba-ba""da-da""ma-ma"等，进入"咿呀学语"阶段。
	学话萌芽阶段 （9～12个月）	增加了不同音节的连续发音，音调也开始多样化，发声开始和具体的对象联系起来，会根据人的指示做出稍复杂的动作反应，声音已经具有交际作用。

续表

阶段			具体表现
形成期	不完整句阶段	单词句（1～1.5岁）	开始主动说出有一定意义的词，但具有词义不明、以词代句的特点。
		双词句（1.5～2岁）	开始说由双词或三词组合在一起的句子，又称"电报句"，如"妈妈，出去"；1.5岁以后，说话积极性高涨，2岁时词汇量可达200多个。
	完整句阶段	简单句（2～2.5岁）	2岁以后，开始学习运用合乎语法规则的完整句更为准确地表达思想，2～3岁是人生初学说话的关键时期，能说出完整的简单句，并出现复合句，3岁时词汇量可达1 000个左右。
		复合句（2～3岁）	
发展期	语音		3～4岁是语音发展最为迅速的时期，4岁前是培养幼儿正确发音的重要时期，在正确的教育条件下，一般到4岁时能初步掌握本民族的全部语音。4岁左右语音意识明显发展起来，表现为喜欢纠正、评价别人的发音，或者故意模仿别人的发音错误取乐，能意识到并自觉调节自己的发音。
	词汇		主要掌握的是实词，其中以名词、动词和形容词为主。3～4岁词汇量可达1 200多个，4～5岁词汇量可达2 000多个，5～6岁词汇量可达近4 000个。
	语句		3～4岁幼儿说出的句子以简单句为主，只有少数的复合句，4～5岁句子中的修饰语开始增多，5～6岁说出的复合句明显增多。
	口语表达		对话言语向独白言语发展：3～4岁能主动讲述自己生活中的事情，在集体面前有些胆小；4～5岁能独立讲故事或事情；5～6岁能比较清楚、系统地讲述所看到或听到的事情和故事，且能讲得有声有色、活灵活现。 情境性言语向连贯性言语发展：6～7岁能前后一贯地表述整个思想内容，能用完整的句子说明上下文的逻辑关系。

（二）幼儿情绪情感发展

1. 幼儿的情绪

（1）情绪体验。幼儿的基本情绪表现为哭、笑、恐惧和焦虑。啼哭是新生儿与外界沟通的第一种方式。笑是婴儿与成人交往、沟通的基本手段，是最基本的积极情绪的表现。恐惧则是一种最基本的消极情绪体验。随着想象的发展，2岁左右的幼儿开始出现与想象相联系的恐惧情绪，如怕黑、怕坏人、不愿一个人睡觉等。焦虑经常和恐惧联系在一起，但焦虑不同于恐惧，最轻的焦虑有不安和担心，其次是害怕和惊慌，最重的有极端恐惧等。幼儿的焦虑往往与环境中的无助状态相联系，集中表现为陌生人焦虑、分离焦虑。

幼儿最初的情绪与生理需要相关，而后情绪逐渐与社会性需要和社会性适应相关，表现为引起情绪的动因更加丰富，情绪表达也更加社会化、深刻化。

（2）情绪调控。随着年龄增长，幼儿的情绪逐渐受到自我意识的支配，情绪的自我调控能力越来越强。主要表现为情绪的冲动性逐渐减少，稳定性逐渐提高；情绪从外显发展到内隐。

总的来说，幼儿的情绪是不稳定的，容易变化。幼儿的情绪具有情境性，某种情绪往往随着某种情境的出现而产生，又随着情境的变化而消失。此外，幼儿的情绪具有受感染性，非常容易受周围人的情绪所影响。

2. 幼儿的情感

（1）道德感。1岁时，婴儿就表现出一种简单的同情感，看到别的孩子哭或笑，也会跟着哭或笑，这就是所谓的"情感共鸣"；2～3岁时，幼儿已经产生了简单的道德感，如评价自己"乖不乖"。3～4岁时，幼儿的道德感主要是由成人的评价引起的，指向个别行为，如知道咬人、打人不好，成人表扬就高兴，批评就伤心、沮丧。4～5岁时，幼儿不仅关心自己的行为是否符合道德标准，而且开始关心别人的行为是否符合道德标准，因此由道德感激发起来的"告状"行为频发。这一时期幼儿的羞愧感、内疚感也开始发展。5～6岁时，幼儿的道德感进一步稳定和复杂化。他们对好与坏、好人与坏人，有鲜明的不同感情。

（2）理智感。5岁左右，幼儿的理智感明显地发展起来，主要表现为两种形式：一种是好奇好问，问题从"这是什么"逐渐发展到"为什么""怎么样"，并由于提问或者问题得到解决而感到愉快；同时，幼儿喜欢进行各种智力游戏或者动脑筋解决问题的活动，这些活动能满足他们的求知欲和好奇心，有助于促进理智感的发展。另一种是"破坏"行为，如刚买的玩具转眼间就被拆得四分五裂。对于幼儿来说，任何事物都会让他们感到新奇，作为教育者，应重视幼儿的这种探究热情和好奇心。

（三）幼儿个性与社会性发展

1. 自我意识发展方面

3～4岁的幼儿自我评价往往依据成人的评价，如"老师说我是好孩子"；愉快的自我体验多于羞愧感的自我体验；自我控制能力很差。4～5岁，能从个别或局部方面评价自己，开始运用一定的道德行为规则来评价自己行为的好坏；社会性的情感体验开始发展，如委屈、羞愧、自尊；自控能力有一定发展。5～6岁，已经能够从多方面较为细致地进行自我评价；自我体验继续发展，80%以上的幼儿都能体验到自尊感；坚持性和自制力增强。

2. 性别意识方面

2～3岁幼儿已经可以正确地辨认自己和他人的性别，3～4岁理解人的一生性别不变，6～7岁意识到性别不依赖于外表，如衣服、发型等。

3.攻击性行为方面

年龄越小的幼儿越多地表现为身体动作的攻击。到了幼儿末期，言语攻击在人际冲突中表现得会越来越多。3～4岁幼儿的工具性攻击行为多于敌意性攻击行为，5～6岁幼儿则更多地表现为敌意性攻击。攻击性行为在性别方面也具有明显的差异，如男孩更倾向于身体动作的攻击，而女孩则更倾向于言语的攻击。

4.同伴关系方面

3～4岁幼儿同伴交往的机会增多，开始出现了对伙伴的关心、帮助行为，在需要的时候会给别人简单的帮助，如拥抱、安慰、鼓励，但尚不明白友谊的含义并且持续时间较短。幼儿中晚期在游戏中开始逐渐结成同龄人的伙伴关系，合作意识逐渐增强。

四、测量与评估实训

案例：某女童，5岁1个月，因在幼儿园为一件小事和同学发生争执，原本聪明伶俐、活泼可爱的她竟用两团棉花塞住鼻孔，采用憋气的方法来"自尽"，起初妈妈还以为她是在做游戏，没想到她竟冒出一句："活着没意思，还不如死了算了。"这句话实在让妈妈吓了一大跳。

（一）实训目的

了解幼儿心理发展健康测量的标准，熟悉幼儿心理健康测量各方面的指标；掌握幼儿心理健康测量的常见方法，尝试对幼儿的心理健康及发展程度做出评估，并建立幼儿心理健康档案；评价幼儿心理健康情况。

（二）实训重难点

重点：幼儿各年龄段不同方面的心理健康指标。
难点：幼儿心理健康测量常见方法的运用。

（三）计划与实施

本实训项目在学生实习过程中完成，实训前需修完幼儿心理健康测量部分的内容，选定一名幼儿，为其建立心理健康档案，具体内容见表3-7。

表3-7 幼儿心理健康档案

姓名		性别		出生日期		民族	
所在地		是否独生		排行			

续表

家庭成员	姓名	关系	年龄	文化程度	职业	与幼儿接触时间

认知发展	内容	幼儿行为表现	教师评估	家长评估
	感知觉			
	注意			
	记忆			
	想象			
	思维			
	言语			
情绪情感				
个性与社会性				
具体分析				
培养建议				

1. 建立档案

（1）收集幼儿相关背景资料。

（2）选择合适的评估方法。

（3）建立幼儿心理健康档案并提出指导建议。

2. 测量评估

采用 Conners 儿童行为问卷（教师用量表），选取一名幼儿进行测试，并对该幼儿心理健康情况（ADHD）做出评估（见表 3 - 8）。

表 3 - 8　Conners 儿童行为问卷（教师用量表）

指导语：请按照实际情况选择不同项目的程度情况，所有项目请全部填写。

题号	项目	程度			
		无	稍有	相当多	很多
1	不停扭动。	0	1	2	3

续表

题号	项目	程度			
		无	稍有	相当多	很多
2	在不应出声的场合制造噪声。	0	1	2	3
3	提出要求必须立即得到满足。	0	1	2	3
4	动作粗鲁（唐突无礼）。	0	1	2	3
5	暴怒及不能预料的行为。	0	1	2	3
6	对批评过分敏感。	0	1	2	3
7	容易分心或注意力不集中成为问题。	0	1	2	3
8	妨害其他儿童。	0	1	2	3
9	白日梦。	0	1	2	3
10	�’嘴和生气。	0	1	2	3
11	情绪变化迅速和激烈。	0	1	2	3
12	好争吵。	0	1	2	3
13	能顺从权威。	0	1	2	3
14	坐立不安，经常"忙碌"。	0	1	2	3
15	易兴奋，易冲动。	0	1	2	3
16	过分要求教师的注意。	0	1	2	3
17	好像不为集体所接受。	0	1	2	3
18	好像容易被其他小孩领导。	0	1	2	3
19	缺少公平合理竞赛的意识。	0	1	2	3
20	好像缺乏领导能力。	0	1	2	3
21	做事有始无终。	0	1	2	3
22	稚气和不成熟。	0	1	2	3
23	犯错后抵赖或归罪他人。	0	1	2	3
24	不能与其他儿童友好相处。	0	1	2	3
25	与同学不合作。	0	1	2	3
26	在努力中容易泄气（灰心丧气）。	0	1	2	3
27	与教师不合作。	0	1	2	3
28	学习困难。	0	1	2	3

资料来源：汪向东，等. 心理卫生评定量表手册（增订版）. 中国心理卫生杂志，1999（12）.

（四）操作评价

根据所学内容，选取相关指标和方法，对幼儿心理健康情况进行正确阐述与评估；妥善保管幼儿心理档案；深入分析不同资料，保证结论的客观性。

注意力缺陷多动障碍（ADHD）常发病于儿童期，尤其是学龄期。学龄儿童中 ADHD 发病率为 4% ~ 20%，男孩发病率高于女孩[1]。

教师用量表一共有 28 道题目，对 ADHD 核心症状的四个因子进行评定，包括品行问题、是否多动、被动的不注意和多动指数。所有题目根据出现频率由低到高共分为四个等级："无"记 0 分；"稍有"记 1 分；"相当多"记 2 分；"很多"记 3 分。根据每项的得分汇总得到总分，总分超过 15 分者有患 ADHD 的可能。

第二节 幼儿多元智能发展健康水平测量与评估

多元智能理论由美国著名教育心理学家霍华德·加德纳（Howard Gardner）在 1983 年提出，该理论已经广泛应用于欧美国家和亚洲许多国家的幼儿教育，并且获得了极大的成功。这一教育理论提出人类的智能是多元化而非单一的，0 ~ 7 岁是幼儿各个智能发育的关键期，这一阶段幼儿的智能能否全面平衡地发展直接关系幼儿的一生。多元智能发展的测量旨在发现每个儿童的智能潜力和特点，识别并培养他

多元智能测量

们区别于他人的智能和兴趣，找出每个孩子的智能组合和学习形态，从而把他们培养成富有个性的、适合未来社会发展需要的人。

一、幼儿多元智能的基本发展指标

加德纳认为，传统智力测验的内容，以语言和数理逻辑推理为核心，偏重对知识的测量，窄化了人类的智力，并未包含人类的全部智力要素。按加德纳的解释，智力是在某种人文环境的价值标准之下，个体用以解决问题与生产创造所需的能力。支撑多元智能理论的是个体身上相对独立存在着的、与特定的认知领域和知识领域相联系的八种智

能，包括语言智能、逻辑－数学智能、空间智能、身体－动觉智能、音乐智能、人际智能、自我认知智能、自然认识智能。

（一）语言智能

语言智能（Linguistic Intelligence）是指有效地运用口头语言或书写文字的能力。这项智能包括把文法、音韵学、语义学、语文实用学结合在一起并运用自如的能力。语言智能是独立的，与学习方式和传播渠道无关。语言智能发展突出的幼儿在学习时善于运用语言及文字来思考。

（二）逻辑－数学智能

逻辑－数学智能（Logical Mathematical Intelligence）是指有效地运用数字和推理的能力。这项智能包括对逻辑的方式和关系、陈述和主张、功能及其他相关的抽象概念的敏感性。逻辑－数学智能发展突出的幼儿在学习时善于运用推理来思考。

（三）空间智能

视觉空间智能（Spatial Intelligence）是指准确地感觉视觉空间，并把所知觉到的内容表现出来的能力。这项智能包括对色彩、线条、形状、形式、空间及它们之间关系的敏感性，也包括将个体对于视觉和空间的想法具体地在头脑中呈现出来，以及在一个空间矩阵中很快地找出方向的能力。空间智能发展突出的幼儿喜欢玩拼图、走迷宫之类的视觉游戏，喜欢随手涂鸦、看书中的插图等。

（四）身体－动觉智能

身体－动觉智能（Bodily Kinesthetic Intelligence）是指善于运用整个身体来表达想法和感觉，以及运用双手灵巧地生产或改造事物，包括特殊的身体技巧，如平衡、协调、敏捷、力量、弹性和速度，以及由触觉所引起的能力。身体－动觉智能发展突出的幼儿喜欢动手建造东西，喜欢在户外活动。

（五）音乐智能

音乐智能（Musical Intelligence）是指察觉、辨别、改变和表达音乐的能力。包括对节奏、音调、旋律或音色的敏感性。音乐智能有其生物学上的或先天的渊源，可以独立存在。婴儿智能发展的研究认为，在幼儿阶段确实有一种与生俱来的计算音高的能力[①]。

---

① 玛拉·克瑞克维斯基.多元智能理论与学前儿童能力评价［M］.北京：北京师范大学出版社，2015：10.

（六）人际智能

人际智能（Interpersonal Intelligence）主要是指留意其他人之间差异的能力，特别是观察他人情绪、性格、动机、意向的能力，包括对脸部表情、声音和动作的敏感性，辨别不同人际关系的暗示，以及对这些暗示作出适当反应的能力。人际智能发展突出的幼儿喜欢参与团体运动或集体游戏，比较愿意找别人帮忙，喜欢教别人如何做事。

（七）自我认知智能

自我认知智能（Intrapersonal Intelligence）是指认识、洞察和反省自身的能力，包括对自己有相当的了解，并在正确的自我意识和自我评价的基础上形成自尊、自律和自制的能力。自我认知智能发展突出的幼儿有睡前反省的习惯，喜欢独处。

（八）自然认识智能

自然认识智能（Naturalist Intelligence）是指对周围环境中的动物、植物、人工制品，及其他事物进行有效辨识与分类的能力。也就是说，自然认识智能不只包括对动植物的辨识能力，也包括从引擎声来辨识汽车，以及对生活模式的察觉等能力。这项智能与其他智能具有同等重要的地位，也是一种核心能力。

二、幼儿多元智能发展健康水平的主要测量方法

对幼儿进行多元智能测量的主要目的是详细分析幼儿多元智能发展的分布情况和有效学习的风格，并针对其特殊的分布情况，提供有价值、有针对性的促进优势智能提升和弱势智能的弥补措施。

每一种智能都有一定的年龄关键期，过了关键期就很难发展。每个人先天的智能组合不同，所以应通过专业的测评系统找出每个人的最佳智能组合及学习形态组合，从而使我们能扬长避短，促进个体智能健康发展。

（一）通过仪器分析测评

科学研究表明，皮纹与人的体质强弱、机敏程度、智力、运动能力及某些遗传性疾病密切相关。皮纹检测不受个体后天发展的影响，只对个体先天遗传素质进行客观评价。皮纹测评专家认为，家长对婴幼儿的初期教育往往以个人喜好来决定，有可能不是基于最有优势的特点。因此，多元智能皮纹测评越早越好，婴儿一出生就可以进行。测评的过程很简单，只要在特定的仪器上轻轻留下指纹，经过一周左右的电脑分析，一份完整、全面的幼儿智能分析报告就出来了。这种皮纹测评，可以了解大脑细胞的分布情况（见表3-9），从中得知婴幼儿的优势与不足。

表 3 - 9　大脑、皮纹与多元智能的对应关系

手指	脑部对应	主要功能	先天倾向表现
拇指	前额叶脑	精神功能	创造力、想象力、目标力、领导力、意志力
食指	后额叶脑	思维功能	构思力、逻辑思维、语文功能、空间概念
中指	顶叶脑	体觉功能	艺术欣赏、体觉感受、操作理解、体觉辨识
无名指	颞叶脑	听觉功能	音乐欣赏、听觉感受、语文理解、听觉辨识
小指	枕叶脑	视觉功能	图像欣赏、视觉感受、观察理解、视觉辨识

　　人的大脑纹路和手指皮纹同步成长，通过对指纹的测量和分析，能够准确获悉幼儿大脑不同部位中脑细胞的含量，了解大脑功能结构中的额顺序，从而对幼儿的优势潜能有所了解。然而测评报告只是给家长一个培养孩子方向的建议，让家长能有所侧重地做出最合理的选择，发挥幼儿的特长，尽量让幼儿朝着其优势的方向发展。但在一个多元的社会里，家长尽管了解了幼儿的技能分布情况，却绝对不能仅仅在幼儿的优势智能上下工夫，而应全面发展幼儿的多元智能，对弱势智能也要给予一定的关注。

(二)通过实践活动分析测评

　　通过实践活动测评幼儿的多元智能，是以开发和培养其多元智能为目的的发展性评估，它不是靠某种测试，而是为幼儿提供在各个领域活动的机会，在真实、有意义的活动情境中进行测量和评估，模糊了课程和评价之间的界限。这种评估借助测量对每个幼儿智能的强项和弱项进行鉴定，制订适合幼儿个体智能开发与学习的计划，使他们的优势智能得到充分的展示，再将优势智能领域的特点迁移到弱势智能领域中，使评估成为促进幼儿充分发展的有效手段。

　　多彩光谱项目就是一种有理论基础的评价方法和早期教育实践。它以加德纳的多元智能理论与费德曼的非普遍性理论为基础，评估目标清晰，即识别并培养幼儿区别于他人的智能和兴趣。"多彩光谱"项目在每一项智能中都识别出了几种核心能力(见表3 - 10)，通过幼儿的活动，直接识别幼儿的智能状态，发现幼儿的认知特长，为幼儿提供一条建立自我价值感的途径，并对他们展示自己能力的努力予以肯定。

表 3 - 10　多彩光谱项目所观察的认知能力的部分区域

科目	活动形式	认知能力
数学	恐龙游戏	评估幼儿的数字概念、运算技巧、使用运算规则和运算技巧的能力。
科学	水的游戏	评估幼儿根据观察提出假设并做简单实验的能力。
	发现区域	包含大约一年的活动，引导幼儿观察、欣赏和理解自然现象。

续表

科目	活动形式	认知能力
音乐	音乐创作活动	评估幼儿唱歌时保持正确的音高和节奏的能力，记忆歌曲音乐特征的能力。
	音乐感知活动	评估幼儿辨别音高的能力，包括识别音高、发现错误和区分音高的差别的能力。
语言	故事板活动	评估各种语言技能，包括词汇的组合、句子结构、连接词的使用和叙述语言的使用以及对话的能力，也评估根据梗概编故事的能力。
视觉艺术	艺术夹（作品集）	一年两次，评估标准包括线条和形状的运用、色彩、空间、细节、表现手法和设计。此外还有三个专门设计的绘画活动。
运动	体育运动	一门跨越障碍物的课程，专门培养许多运动都需要的技能，如身体的协调、时间的计算、力量与平衡的掌握。
社会	活动教室模式	评估幼儿观察分析在教室里发生的事件和经历的能力。

三、幼儿多元智能发展健康水平的基本测量标准

玛拉·克瑞克维斯基在《多元智能理论与学前儿童能力评价》中，针对 7 种智能设计了 15 种能力来测量评估，以下选取了运动领域、语言领域和数学领域的部分内容进行阐述。

（一）运动领域

多彩光谱项目中的活动能集中测量与评估幼儿的节奏感和表现力以及身体控制和身体意识能力。本部分主要描述障碍活动测量。

1.活动说明

障碍活动的主要目的是发展幼儿的运动能力，测量项目主要包括力量、敏捷、速度和平衡。在障碍活动中每一个站点集中考察一两个技能领域，在考察技能的同时，还可以观察幼儿是怎样应付各种挑战的，比如不同考察项目之间的转换如何适应。

测量要准备皮尺和相对松软的平地、平衡木或窄长的木条、标塔或者轮胎、用宽木板搭建的斜坡、跨越的障碍栏。在测试前和测试中，定期检查器材，保证器材的稳定和安全。若条件允许，可使用录像设备，把它放在三脚架上，并选择适宜的位置，清晰记录幼儿的活动，以便于更仔细地观察和回顾。

注意：至少有两名成年人参与测量，一名负责安全，一名负责测量与记录。在测量前一定给幼儿讲明规则，保证测量的准确与安全。

2. 组织与操作

障碍活动的场地一般从跳远开始，依次是平衡木、障碍跑、从高处跳下、跨栏、冲刺跑。场地最好是圆形、方形或马蹄形（见图 3 - 1）。

图 3 - 1 障碍活动场地

3. 评估标准

障碍活动常用项目有跳远、平衡木、障碍跑、从高处跳下、跨栏、冲刺跑等，也可选用跳房子、扔沙包等，其评估标准见表 3 - 11。

表 3 - 11 障碍活动评估标准

项目	分值	评估标准
跳远	1	身体没有为跳的动作做好准备；未使用胳膊推进身体向前；起跳时身体不够低；双脚不能并拢；跨步，不是跳；跳得不远。
	2	完成跳远动作，但起跳准备不够；跳前蹲伏动作夸张或无效；跳时失去平衡，落地时两腿叉开，或两种动作都出现；使用胳膊推进身体的动作无效；远度中等。
	3	成功发力起跳；用胳膊和躯干推进身体；跳前及跳后双脚均并拢；跳的水平距离长。
平衡木	1	很难保持平衡；常常从平衡木上滑落；需要抓着成人的手；动作迟疑而带试探性；可能只是拖着脚步移动；身体呈僵直状。
	2	保持平衡有点难；采用试探性的方法，但能用策略来重新获得平衡；摇晃，可能从平衡木上滑落；交替使用双脚或者拖着脚步移动，或两种情况都出现。
	3	前进中可以保持平衡；走直线而不犹豫；眼睛看着前方；交替使用双脚；身体相对放松。
障碍跑	1	在障碍物前迟疑；不能设法靠近障碍物或碰到、撞到障碍物，或两种情况都出现；不能控制四肢；变换方向时笨拙而缓慢。
	2	以中等速度绕过障碍物，略微迟疑；尽量想靠近障碍物，但可能碰到、撞到障碍物；四肢有时失控。
	3	绕过障碍物时速度快而不迟疑；靠近障碍物时未碰到、撞到障碍物；四肢紧靠身体；能够快速而精确地转换身体位置和运动方向。

续表

项目	分值	评估标准
从高处跳下	1	不能成功地从斜坡上跳下来；不是双脚同时跳离或落地；迟疑或跟跄；保持平衡时夸大胳膊的动作；在落地时失去平衡，蹲伏或用双手挂地保持身体平衡；出现以上动作中的部分或全部。
	2	成功地从斜坡上跳下，但两腿可能叉开；跳前几乎不迟疑；一只脚拖在另外一只脚后面；落地时可能失去平衡。
	3	成功地从斜坡上跳，跳离或落地时双脚并拢；跳前不迟疑；使用胳膊控制平衡；落地时不摇晃或跌倒。
跨栏	1	不能成功地跨栏；出错或绊倒；未获得平衡，同时或分别出现下蹲或以手挂地的动作；有很大迟疑；可能走过障碍栏完成任务。
	2	几乎能成功地跨越障碍栏，但动作粗率；有时在跨跳前可能出现较长时间的迟疑。
	3	成功地跨过障碍栏，每次跨跳前很少迟疑；跑跳动作较好；身体预备和时间控制协调。
冲刺跑	1	奔跑时胳膊或腿或两者都失去控制；身体各部位不能同步；步伐跨度短而不均匀。
	2	步伐跨度中等，速率中等；奔跑时胳膊或腿或两者都有不协调的摇摆；身体各部位配合不太好。
	3	步伐长而规则，速率较快；对胳膊和脚的控制很好；协调配合，交换运用身体各部位。

资料来源：玛拉·克瑞克维斯基.多元智能理论与学前儿童能力评价［M］.北京：北京师范大学出版社，2015：25-27.

(二) 语言领域

从婴儿期的牙牙学语到幼儿4岁时基本具备较强的语言表达能力，语言的发展是整个学前教育的核心组成部分。相关语言学家把语言领域分为四个组成部分：语义学（词的意思）、音韵学（语音系统）、句法（词语组织的规则）和语言应用学（语言的运用）。多元智能测评不是孤立地测评语法、语汇等语言成分，而是对"谈话"进行测量与评估，比如讲述一个故事，或在某个特定的、实际的任务实践中运用语言工具等。

1.活动说明

故事板是一块放置有玩偶和场景的木板或盒子，幼儿在听了故事的范例后，可使用故事板讲一个故事。借助故事板，幼儿在讲述故事时可以直观地看到事件发生的场景，更有利于幼儿编造出独特的、有创造性的故事。

幼儿在讲述故事时能够反映出各种语言技能。我们可以考察幼儿是怎样把连续事件联系在一起的，对曾经提到的人物、地点或物体，幼儿怎样做进一步描述，以及如何保持与所述的事件相互吻合。幼儿的个体差异往往在介绍故事中的新因素时表现出来。有的幼儿只对故事板上的东西有反应，有的幼儿会考虑到角色功能并编造角色之间的关系，还有的幼儿会在活动中表现出某些表演因素，比如声音和语调等。

通过故事板活动，我们既可以考察幼儿对时间、地点和因果关系的表述能力，还可以考察诸如人物创造、对话等讲述故事情节所必须包含的各种成分。

2. 组织与操作

在活动开始前要准备录音设备，一块故事板，一些可以引发不同理解的景观以及玩偶和道具，比如有阶梯的黏土山洞、树、碎片（象征草和水）、被弯成蛇形的管子、一只类似于章鱼的橡皮动物、一只乌龟、一只张着大嘴的恐龙、两个玩具人、一个珠宝箱等（见图 3 - 2）。

图 3 - 2　故事板活动

故事板上的物体数量不要太多，因为幼儿在面对过多的材料时容易产生压力或分散注意力。除了故事板上的道具之外，可以在附近准备一个盒子，里面放置作为配件使用的玩偶和道具，但不要让幼儿看到，以免材料太多而造成干扰。在幼儿讲述故事的过程中，如果需要帮助或有能力加入更多角色，可提供这些配件。

故事板应该放置在安静的角落，最好远离其他活动区，避免受到不必要的外界干扰。录音设备的摆放应尽量靠近幼儿，如果时间允许，每个幼儿可以进行几次，看看故事的主要情节是怎样发展的。

3. 测评标准

故事板活动测评标准见表 3 - 12。

表 3 - 12　故事板活动测评标准

项目	分值	测评标准
讲述结构的特性	1	幼儿的故事仅仅描述对道具的操纵动作；用一般的词语指代事件、物体和人物（如未指明角色或分派角色，未指明象征玩偶之间的关系等）。
	2	故事的发展主要是由道具引起的；幼儿给道具命名或分派角色或两者都有；人物之间的关系提及但尚未建立；偶尔插入人物的心理活动和动机。
	3	幼儿提出讲述的问题，即推动故事情节发展的问题（如好人与坏人或正义与邪恶的对立）；能分清几个不同的角色并为他们建立关系；详细描述角色的认知、情感和身体状态。

续表

项目	分值	测评标准
主题贴切	1	一个想法到另一个想法之间的转换不清楚；幼儿注意力分散（常常受故事板上材料的影响）；故事线索断开不能衔接。
	2	故事线索含糊且只能维持一小段（如几句连续的话）；幼儿简单地用彼此矛盾的线索编成零散的故事。
	3	连续超过四句话保持故事线索的一致性和相对连续性；把事件联系起来，并最终构成故事线索；很少偏离故事的发展。
叙述语气的运用	1	幼儿很少采用叙述语气详细地解释故事的意思。
	2	幼儿采用叙述语气，偶尔详细地解释故事中所发生的事。
	3	幼儿常常采用叙述语气，详细地向听众解释、说明或加注故事细节；加以评判、对比性的评论，使用明喻或者暗喻，或对故事发表评论；或几种情况兼而有之。
对话的使用	1	故事中没有或很少有对话。
	2	故事中有对话出现，但角色之间的对话模糊而简短。
	3	故事中大量出现对话，并且对话可持续几句；角色之间的对话富有意义，包含思想、情感和信息。
时间标记的使用	1	幼儿在说明故事的过程中仅仅使用简单的时序连词（当时、然后、现在）。
	2	有时使用较复杂的时间标记，如用逻辑连词来表明事件之间的时间关系（从前、后来、直到……为止、一会儿、其次），并使用时间副词说明事件发生的时间（夜晚、早晨、几年前）。
	3	幼儿连续使用第二栏中所列的比较复杂的时间标记。
表现性	1	故事中未使用或很少使用语调；用单一的词语呈现故事，没有根据角色不同而运用不同的语气或声音效果。
	2	偶尔使用声音效果或其他形式表达（角色语气、加强语气、唱歌），或二者兼用。
	3	不断地使用声音效果；生动的角色语气；高度表现力的叙述。
词汇水平	1	只使用简单的语言，很少使用形容词。
	2	使用一些词汇，但有时运用描述性的和表现性的语言；使用一些形容词。
	3	运用大量词汇，包括形容词和副词；使用描述性、情感性的词汇。
句子结构	1	幼儿讲述时使用简单、不连贯、并列的句子或句子成分。
	2	幼儿讲述时使用简单、不连贯、并列的句子或句子成分，但讲述中出现介词性词语和复合句。
	3	使用大量的句子结构，出现了状语从句、定语从句、分词短语或以上的综合使用。

(三) 数学领域

幼儿的数学逻辑能力范围很广，他们通过各种形式熟悉数字，比如年龄、电话号码等。大多数幼儿在 4 岁半的时候开始数数，但是数错了或者不知下一个数字时，也不会烦恼，他们虽然不能总是数对，但却懂得一些关于数字系统怎样运作的知识并能做出一些推断。为探求幼儿思考数字的各种方式，这里介绍多彩光谱项目中的数学活动游戏——恐龙游戏。

1. 活动说明

恐龙游戏旨在评价幼儿对数概念的理解、计数技能、使用运算规则和运算技巧的能力，同时评价幼儿对符号意义的理解以及把符号转化为运算的能力。[①] 此游戏类似于中国的飞行棋游戏，在棋板上模拟追逃游戏，通过掷骰子来决定移动的方向和移动的距离。幼儿熟悉了这些游戏之后，也可以自己创造规则，或者发明自己的游戏。

图 3-3　恐龙游戏

提供一个粘有恐龙图案（形状似梁龙）的棋板，恐龙身体上从头到尾有 35 个格子，代表路径。在距离头部 14 格里写开始的字样（见图 3-3）。骰子共 4 个，每个都不同。第一个分别标有 1 个圆点、2 个圆点、3 个圆点，每种点数各两面，此为点数骰子；第二个有三面标有加号，另外三面标有减号，此为"3+/3-"骰子；第三个五面是加号，一面是减号，此为"5+/1-"骰子；第四个一面是加号，五面是减号，为"1+/5-"骰子。每次活动只测评一名幼儿，过程中观察者或者跟幼儿共同游戏的成人都可以在观察表上记录幼儿的反应。

2. 组织与操作

在正式测评开始前，教师应先介绍恐龙游戏的玩法，让幼儿自由选择，这能让对此领域感兴趣的幼儿及早开始。先请幼儿选择小恐龙，然后将小恐龙放在开始位置，让幼儿描述并实际操作游戏的玩法，尤其是分别代表前进和后退的带"+"和"-"号的骰子，一定要让幼儿多操作几次，然后指导他在格子中移动，口中可以数"1，2，3"，如果幼儿不知道如何移动，可以给他演示正确的步骤，同时大声地数出几步。在游戏开始后，移动棋子时就不要大声地数了，并始终保持小恐龙面对恐龙（图案）尾巴的方向。

---

① 玛拉·克瑞克维斯基.多元智能理论与学前儿童能力评价［M］.北京：北京师范大学出版社，2015：70.

游戏开始，观察者置身于幼儿身后，保证幼儿注意力更好地集中。幼儿每只手拿一个骰子，同时掷出。观察者从方向和计数两个方面观察幼儿反应的准确性，并记录在观察表里（见表3-13）。记录方向的准确性要在移动方向"正确"或"错误"栏中记录幼儿所掷骰子的方向（+或-）；记录计数的准确性要在数数的"正确"或"错误"栏中记录幼儿所掷骰子的点数。

如果幼儿数错，记下他实际移动的格数；如果幼儿在后退中故意数错格子，其目的是为了少退几步，可以在评论栏备注，评价时可以忽略不计；如果在越过成人的恐龙所占的格子时，直接跳过去而忽略不计，但是能准确数出自己移动了几步，可以记分。在游戏过程中，不要纠正幼儿的错误，如果幼儿不太记得方向，可以提示，成人在移动小恐龙时可以说"你的恐龙还是在我的前面"，以便强化幼儿对方向的理解。如果出现提示请在观察表的评注栏记录所给出的提示。

一般来讲，测评要进行11轮，从第12轮开始，向幼儿介绍第三个和第四个骰子，让他看清楚骰子的每个面，然后选择一枚代替手中正在使用的一个骰子。在观察表中记录幼儿的选择，询问幼儿选择的理由并记录下来。不管幼儿选择哪个骰子，成人都用"1+/5-"骰子，这将有助于幼儿最终获胜。

第15轮开始前，只给幼儿"3+/3-"和点数骰子，用摆的方式，使自己获得更好的点数并获得胜利；将幼儿的选择及原因记录在观察表中；让幼儿帮成人摆骰子，让成人的小恐龙走得最糟糕，最终输掉比赛，然后将幼儿的选择及理由记录在观察表中。然后成人拿代表方向的骰子，幼儿拿点数骰子，成人把骰子"+"朝上，让幼儿摆放自己的点数骰子帮助自己的恐龙获得胜利，将幼儿的选择及理由记录在观察表中；成人再把自己的骰子"-"朝上，让幼儿摆放自己的点数骰子使成人的恐龙失败，将幼儿的选择及理由记录在观察表中。依此法交替进行数轮，最后一轮让幼儿把骰子放成他希望的样子，看看谁能赢。

表3-13 恐龙游戏观察表

姓名_____　　　年龄_____　　　日期_____　　　观察者_____

回合	移动方向		数数		观察和评注
	正确	错误	正确	错误	
1					
2					
3					

续表

回合	移动方向		数数		观察和评注
	正确	错误	正确	错误	
4					
5					
6					
7					
8					
9					
10					
11					

骰子的选择：＿＿＿＿＿＿＿ 原因：＿＿＿＿＿＿＿＿＿＿＿＿＿＿＿＿＿＿＿＿

回合	移动方向		数数		观察和评注
	正确	错误	正确	错误	
12					
13					
14					

移动方法的选择：

最好的移动方法：＿＿＿＿＿＿＿ 原因：＿＿＿＿＿＿＿＿＿＿＿＿＿＿＿＿＿

最坏的移动方法：＿＿＿＿＿＿＿ 原因：＿＿＿＿＿＿＿＿＿＿＿＿＿＿＿＿＿

点数骰子	"3+/3−"骰子	幼儿点数骰子的选择	观察和评注
幼儿的恐龙			
成人的恐龙			
幼儿的恐龙			
成人的恐龙			

3.测量标准

活动结束后，使用汇总表进行评估。把每名幼儿的测评结果填写在相应各栏中。如果幼儿的"移动方向"和"数数"都正确，就在"全部正确"栏中标记"√"；如果存在错误，在"错误数"栏记录下来（见表 3 – 14）。

表 3 – 14 恐龙游戏汇总表

姓名	移动的方向		数数		骰子的选择（5+/1-）		移动方法的选择		数字骰子的选择				总分
	全部正确	错误数	全部正确	错误数	知道原因		最好的	最糟的	+幼儿的恐龙	-成人的恐龙	-幼儿的恐龙	+成人的恐龙	
					是	否							
评分说明	1～11 轮中：0～2 个不正确得 3 分；3 个以上不正确得 0 分。				选择正确并知道原因得 4 分；选择正确不知道原因得 2 分；选择其他得 0 分。		最好与最糟分别选+3、-3 得 4 分；选择+3 与其他得 2 分；选择其他与-3 得 2 分；选择+2、+1、-2、-1 得 1 分，选择其他为 0 分。		选 3 得 1 分。	选 3 得 3 分。	选 1 得 3 分。	选 1 得 1 分。	最高为 22 分。

资料来源：玛拉·克瑞克维斯基.多元智能理论与学前儿童能力评价［M］.北京：北京师范大学出版社，2015：78.

本章小结

必备知识		操作技能
1.幼儿心理发展健康水平的基本测量指标、主要测量方法与评估标准； 2.幼儿多元智能发展健康水平的基本测量指标、主要测量方法与评估标准。	幼儿心理与多元智能发展健康水平测量与评估	1.幼儿智力、情绪、情感等方面问题发现技能； 2.幼儿心理发展健康水平测量与评估常用工具的使用方法； 3.幼儿多元智能发展健康水平测量与评估常用工具的使用方法。

同步练习

一、名词解释

情绪障碍　多动症　多元智能理论　故事板活动

二、简答题

1. 简述幼儿心理发展常见疾病问题及其主要表现。

2. 简述幼儿认知发展的测量标准。

3. 简述幼儿情绪情感发展的测量标准。

4. 简述幼儿多元智能的基本发展指标。

三、分析讨论

1. 如何看待和促进幼儿认知、情绪情感、个性与社会性等方面的协调性发展？

2. 如何综合运用专业仪器和实践活动来科学测量幼儿多元智能发展水平？

四、拓展学习与实践

1. 拓展阅读幼儿心理学与多元智能理论方面的相关材料，提升对幼儿心理与多元智能发展测评指标内容的理解。

2. 分组合作选用合适的量表完成幼儿心理发展健康水平自选专项的测量与评估，并撰写一份 1000 字的测评报告。

3. 分组合作完成幼儿多元智能发展健康水平自选专项的测量与评估，并撰写一份 1000 字的测评报告。

第四章 幼儿健康状态影响因素分析与评估

1. 掌握影响幼儿健康状态各因素的基本知识；
2. 了解幼儿健康状态影响因素评估的具体标准；
3. 初步掌握幼儿健康状态影响因素的评估内容和方法。

1. 个体后天因素、家庭环境、社区环境对幼儿健康状态的影响；
2. 个体、家庭、园所、社区、膳食、自然环境等因素对幼儿健康状评估的影响。

自主学习、集体讨论、社会实践、实操练习。

教学建议

1. 指导学生开展一次综合社会调查实践活动，重点探究家庭、社区等因素对幼儿健康状态的影响；
2. 指导学生开展膳食营养状况对幼儿健康状态影响的专项测评实训。

第一节 个体影响因素分析与评估

一、个体影响因素概述

（一）遗传因素

遗传是指亲代表达相应性状的基因通过无性繁殖或有性繁殖传递给后代，从而使后代获得前代遗传信息的现象，如性情、容貌、疾病等从父母经由基因传递至子女的现象。

基因是有遗传效应的 DNA 片段，支持着生命的基本构造和性能。基因决定了肤色、发色、疾病等，大部分基因位于体细胞的细胞核内，还有一部分基因位于为细胞提供能量的线粒体内。细胞核内的基因一半来自母亲，一半来自父亲（见图 4-1）。

图 4-1　孩子如何获得前辈基因

（二）后天因素

后天因素是指个体出生以后所接受的来自环境的各种影响。个体的后天因素对幼儿健康状态的影响主要是指个体的行为习惯对幼儿健康状态产生的影响。著名教育学家陶行知曾说过：凡人生所需之重要习惯、倾向、态度，多半可以在六岁以前培养成功。幼儿时期是人的起步阶段，同时也是各种行为习惯的养成阶段，幼儿的行为习惯对其健康状态有着很大的影响。

二、个体因素对幼儿健康状态的影响

（一）遗传因素对幼儿健康状态的影响

1. 基因突变

基因突变有两种：获得性变异和遗传性变异。

（1）获得性变异的编码错误不会遗传给孩子，但是在细胞分裂时会传递给细胞的后代。获得性变异产生的细胞可能会被我们的免疫细胞消灭掉，也可能生长为恶性肿瘤。

（2）遗传性变异可能在祖先体内就已经产生，因此我们体内所有细胞都有这种变异，并且会遗传给孩子。但是精子和卵子只包含我们一半的 DNA，所以基因不一定在后代显示出来，主要取决于我们从上一代获得的基因情况。

2. 遗传性疾病

很多遗传性疾病都是由常染色体上的显性或隐性基因传递的，它们被叫作常染色体显性或隐性遗传疾病。

与性染色体有关的疾病叫作伴性遗传疾病。伴性遗传疾病常发生在男性身上，因为男性只有一条 X 染色体。无论发生什么变异，男性 X 染色体的不健康基因都会表现出来。对于女性来说，除非突变基因是显性的或者遗传到两个隐性突变基因上，才会将不健康基因表现出来。

3. 多因素条件

遗传疾病的产生除上述可能的诱因以外，有些疾病的产生不单是基因的问题，而是染色体本身出了问题，比如多了一条染色体，或者少了一条染色体。

（二）后天因素对幼儿健康状态的影响

1. 饮食

幼儿期是人体发育的关键时期，任何一种营养素的缺失或者过剩都会影响幼儿的健康状态。例如，维生素 D 缺乏会引起佝偻病，缺乏 B 族维生素易引起情绪激动、烦躁等。

幼儿的营养不良直接影响其身高、体重、智力等。在生活中，父母应定期给幼儿做体检，如果发现幼儿的身高、体重发育滞后，就要及时咨询医生，在医生的指导下调整幼儿的饮食结构（见表 4-1）。

表 4-1　幼儿的饮食指导方针

学号	要求
1	一天至少给孩子提供三餐，三餐之间给孩子提供健康零食（如奶酪、蔬菜、全麦饼干、酸奶等）。
2	选择全麦面包替代精制淀粉制品（如白面包或意大利面食）。
3	在特殊场合让孩子吃点糖，但不能把糖当作日常零食来吃。
4	尽量少食用加工食品，这类食品中盐（钠）和氢化脂的含量过高。
5	将水果和蔬菜洗干净，去除附在上面的农药和细菌。

2. 睡眠

睡眠就像呼吸一样，是人的生理需求。人的一生有三分之一的时间都在睡眠中度过。健康的睡眠是人体最有力的防护罩，不仅能使人恢复精力，还能提高人体的免疫力。人在睡眠时，体内会产生一种来自淋巴和骨髓的保护物质。因此，幼儿需要更多的睡眠来提高免疫力，以达到抗病的目的。不同年龄段孩子的睡眠时间有所不同（见表 4-2）。

表 4-2　不同年龄段孩子的适宜睡眠时间表

年龄阶段（岁）	适宜睡眠时长（小时）
新生儿	18～22 小时
1 岁以下	14～18 小时
1～2 岁	13～14 小时
2～4 岁	12 小时
4～7 岁	11 小时

人体中各个组织、器官和系统各司其职。但是，如果幼儿的睡眠时间不足，就会使其中的某个器官因为疲劳过度而"罢工"，由此引起一系列的连锁反应。在不同的时

间段，人的内脏会进行排毒调理，而睡眠则是人体器官最佳的排毒方式（见表 4 - 3）。

表 4 - 3　人体睡眠时间与器官排毒

睡眠时间	排毒器官
21：00—23：00	淋巴系统排毒
23：00—3：00	肾脏、肝脏排毒
3：00—5：00	肺排毒
5：00—7：00	大肠排毒

3. 锻炼

经常锻炼既能预防疾病，也能给我们带来很多益处：增强我们的耐力和消化功能，促进睡眠，减轻压力，放松心情，缓解焦虑。

锻炼可分为三大类：有氧锻炼、柔韧锻炼及力量锻炼。有氧锻炼可以采用慢跑、快走、骑自行车、跳舞、游泳等增加心率和呼吸频率来增加肌肉所需的氧气；柔韧锻炼可以采用静态拉伸、动态拉伸使身体更柔软，更容易控制，有助于保持体力；力量锻炼可以通过抗阻力训练保持骨密度，增加肌肉质量，提高体力和平衡力。

合理的锻炼能促进幼儿的健康，反之，在不适合的时间强行锻炼则有可能损伤身体健康，甚至造成生命危险（见表 4 - 4）。

表 4 - 4　不适合运动的时间及必须停止运动的信号

什么时候不适合锻炼	必须停止运动的信号
发热	胸痛或胸闷
咽喉疼痛	手臂、颈部或下颌疼痛
咳嗽伴有痰	头晕目眩、心悸、恶心
尿痛	视物模糊
肌肉和关节痛	气喘、眩晕

4. 卫生与疾病

良好的卫生习惯可以使孩子受益终身，如饭前便后坚持正确洗手六步法（见图 4 - 2）、勤剪指甲、勤洗澡和勤换衣等。对于幼儿来说，良好卫生习惯的养成不仅有利于生长发育、预防疾病、增强体质，还能促进其身心健康发展。

1. 掌心相对，手指并拢相互搓擦。

2. 手心对于背，沿指缝相互搓擦。

3. 掌心相对，双手交叉沿指缝相互搓擦。

4. 一手握另一手大拇指，旋转搓擦。

5. 弯曲各手指关节，在另一手掌心旋转搓擦。

6. 搓洗手腕，双手交换进行。

图 4 - 2　正确洗手六步法

幼儿处于快速成长期，其整体免疫力和预防疾病的意识都没有成年人强，因此容易患各种疾病。家长要根据所诊断的病情及时采用物理手段或者医学手段预防或处理幼儿疾病，切记不要盲目用药。

5.情绪

情绪是人对客观事物的态度及体验，它是一种以人的需要为中介的心理活动，反映的是外界客观事物与人主观需要之间的关系。因此，"体验"是情绪的基本特征，通常情况下，需求获得满足就会产生积极的情绪，反之则会产生消极的情绪。

常见的情绪包括喜、怒、忧、思、悲、恐、惊等，情绪体验能激活生理感觉，并影响生理功能。幼儿的情绪常常受到父母的影响，幼儿遇到过于情绪化的父母，其心理健康会受到影响。父母偶尔发脾气是教育幼儿的一种有效手段，但是经常发脾气就会给幼儿传递一种不满的情绪，对幼儿身心健康造成严重影响。

三、个体影响因素的评估

（一）遗传因素的评估

1.收集家族病史

建立规范的基因档案，首先应收集家族病史，可以先用个人健康记录来记录病史，然后再用类似的方法，为父母、子女、孙子／孙女、兄弟姐妹、祖父母及曾祖父母做类似的病史档案。

对于已经去世或者夭折的亲人，应及时向亲属或者当地卫生部门了解死亡原因，制作家庭关系图，标上种族、地理起源等信息，这对后代的健康评估有很大的帮助。

2. 基因检测

基因检测一般有三种方法：生化检测、染色体分析以及 DNA 分析。

（1）生化检测是通过化学手段，检测血液、尿液、羊水或羊膜细胞样本，检查相关蛋白质或物质是否存在，既用于诊断某种基因缺陷，还可用于新生儿接受某些诊断。

（2）染色体分析通常用于诊断胎儿的异常，医生将来源于血液或胎儿的冷冻细胞放在载片上，将之染色，让染色体凸现出来，然后用高倍显微镜观察是否有异常。

（3）DNA 分析主要用于识别单个基因异常引发的遗传性疾病。医生常使用"探针"搜索突变基因，在有些情况下，找到突变基因就意味着被检查者患某种疾病或者患病的概率较高。

（二）后天因素的评估

1. 评估内容

后天因素影响幼儿健康状态的评估内容见表 4－5。

表 4－5　后天因素影响幼儿健康状态的评估内容

评估项目	评估内容
饮食	饮食的种类、数量、质量、次数，饮食的咸淡，饮食的时间等。
睡眠	睡觉的时间、地点、环境，睡眠的质量、数量等。
运动	运动的时间、地点、环境，运动的频率、负荷量等。
卫生、疾病	生活起居卫生习惯，生病次数、诱因、持续时间等。
情绪	情绪波动的时间、次数、地点，情绪波动持续的时间等。

2. 评估方法

（1）收集资料。

1）主观资料：通过询问幼儿或其亲属了解幼儿饮食、睡眠、卫生、疾病、运动、情绪等方面的基本情况，做好记录。

2）客观资料：向幼儿所在地收集幼儿的体检、看病记录等资料。

（2）视诊。通过观察了解幼儿的身高、体重、运动能力、情绪表达等方面的情况，做好记录。

（3）逻辑分析。将上述资料进行逻辑分析，对幼儿健康状态做出评估。

第二节　家庭环境影响因素分析与评估

一、家庭环境影响因素概述

家庭是伴随婚姻制度而出现的最古老、最持久和最普遍的社会基本构成单位，是最小的社会活动的组织形式，也是个人与社会联系的最基本的单位。传统意义上的家庭是指基于法定血缘、婚姻、监护或领养关系，由两个或两个以上的成员组成的社会共同体。

最基本的家庭类型有两种：传统家庭和非传统家庭。传统家庭是指因合法的婚姻关系而居住在一起，并且因孩子的出生家庭成员随之增加的模式；非传统家庭则是指除去传统家庭特点以外的家庭，例如单亲家庭、重组家庭等。

家庭结构是指家庭成员组成的类型及成员间的相互关系，主要包括家庭外部结构——人口结构，内部结构——权力结构、角色结构、沟通过程和家庭价值观等。家庭结构影响家庭成员的身心健康，同时也影响社会的和谐发展。

（1）人口结构即家庭类型，指家庭的人口组成。按人口结构，家庭可分为核心家庭、主干家庭、单亲家庭、重组家庭等。

（2）权力结构是指家庭成员之间的权力支配，如谁是家庭主要意见的决策者。家庭权力结构的基本类型有四种：传统权威型、工具权威型、分享权威型、感情权威型。

（3）角色结构是指家庭对每个家庭成员所期待的行为和规定的家庭权利、职责与义务。例如，父母有抚养子女的义务，同时子女有赡养父母的义务。

（4）沟通过程是指家庭成员传递信息的过程。良好的沟通方式是家庭内部和谐的保证。

（5）家庭价值观是指家庭成员对家庭生活的行为准则和生活目标的共同态度、基本信念，家庭价值观是否相同影响家庭内部结构。

家庭养育过程是一个由多因素决定的系列行为集合，它广泛地受到父母的成长史和人格、儿童的特征以及压力或支持的情境因素的影响。不同的家庭通常采用不同的养育方式，即父母在日常生活过程中对子女成长所表现出的稳定的态度和行为，对孩子的发展产生的整体影响。

顾明远（1998）等研究者认为，父母的养育方式从定义上可以分为：狭义的，指父母在对待儿童及其他年幼子女的一种教育方式；广义的，指家里的每个个体之间所起到的相互教育作用。

家庭环境是指以家庭这一社会群体为核心形成的物质条件和精神条件的总和，是形成并影响家庭教养方式的重要前提。

二、家庭环境对幼儿健康状态的影响

（一）家长身心健康

相关研究表明，父母的愤怒会毁坏孩子的适应能力。父母对幼儿的不良情绪的爆发常常会发生在工作不顺、情感受到挫伤等时间。在幼儿时期曾遭受过虐待或者性侵犯的家长，很可能会虐待或者侵犯自己的幼儿。

家庭环境影响孩子
的性格

目前，许多家长只注重幼儿的身体健康，殊不知父母的情绪对幼儿有着强烈的感染力，会对幼儿的身心健康造成严重的影响：

第一，影响幼儿的个性发展。家长常对幼儿发脾气甚至动手打幼儿，会使幼儿缺乏安全感、性格孤僻甚至会憎恶父母，导致家庭不和。

第二，影响幼儿的心理健康。父母在情绪暴躁的情况下常会责骂幼儿，用消极的话刺激幼儿，这些负面影响会在幼儿内心生根发芽，之后会产生早恋、自残、打架斗殴等问题。

第三，影响幼儿未来的成长。父母是幼儿最好的老师，家长的一言一行幼儿都会模仿，不健康的行为直接影响幼儿走向社会的发展，影响孩子的未来。

（二）家庭生活方式

家庭生活方式是指人们在一定的社会条件制约下和价值观念的引导下所形成的，满足自身生活需要的全部活动形式与行为特征。家庭生活方式包括衣、食、住、行以及闲暇时间的利用等。幼儿期正处于高度模仿期间，家庭生活方式是否健康会直接影响幼儿身心健康的发展。

家庭生活方式对幼儿的影响主要体现在以下几个方面：

1. 饮食习惯

饮食是人类生存以及维护个体健康的基础。据世界卫生组织的调查统计数据显示，在众多影响身体健康的因素中，饮食习惯这一因素所占比重高达 55%。而在人体发育过程中，幼儿阶段是饮食习惯养成的关键时期。幼儿饮食习惯对于增强机体的新陈代谢、维持身心健康、预防疾病等都有一定的作用。

2. 起居习惯

健康的起居习惯对幼儿的睡眠、健康、学习都有重要影响，应重视日常生活行为习惯的教育，从小注重培养，建立良好的卫生习惯。如科学的刷牙习惯，饭前便后洗手的习惯，坐、立、行、卧的良好姿势，爱清洁、良好的用眼习惯等。养成教育比矫正教育更为有效，健康的生活起居习惯应从小培养。

3. 消费方式

幼儿处于父母庇护之下，身心尚未发育完成，其消费绝大部分是通过家长间接完成的，幼儿的消费经验也是通过模仿父母的消费行为而获得的，所以家庭消费方式对幼儿消费观的影响是最直接和最主要的。家庭合理的消费过程可以提高幼儿对金钱的认识，培养正确的购物技巧和消费理念。

4. 休闲方式

现代家庭的休闲方式呈现出集体化、多元化的特征。通过合适的休闲活动可观察和了解孩子的个性、兴趣与专长，发掘其潜能，还能建立良好的亲子关系。亲子活动中父母所承担的不仅是家长的角色，还扮演着幼儿游戏和玩耍伙伴的角色。

（三）家庭养育方式

养育从本质上说是建立一种亲子关系。美国心理学家鲍姆林德提出了三种养育方式：专制型、权威型、放纵型。建立一个安全稳定的依恋关系是理想亲子关系的核心。家庭养育方式在幼儿成长过程中发挥着重要作用。良好的养育方式，有利于幼儿身心健康；不良的养育方式将在一定程度上对幼儿的生长发展起阻碍作用。

鲍姆林德关于父母养育方式的分类

家庭养育方式不仅对幼儿的性格、健康非常重要，而且对幼儿的生活起居、饮食、睡眠、生活技能的养成、幼儿的安全教育、疾病的预防及处理等技能的培养等都非常重要。

（四）家庭环境安全

家庭环境是儿童最初的也是最重要的环境，其安全主要包括家庭居住环境安全和家庭安全等方面。家庭居住环境安全包括环境的整洁、采光、温度、湿度、噪声等，这些对幼儿的心情、睡眠等方面有直接的影响；同时，家庭居住环境的安全隐患也可能对幼儿的身心健康造成一定的影响，例如孩子跌倒、磕碰、触电、烫伤等。家庭安全包括食品安全、厨房安全、药品安全等。

1. 食品安全

食品安全与营养供给是维持人类正常生活与健康的重要因素。不安全的食物产生的致病菌通过肉眼是无法观察到的，且 24 小时后才可能发作，所以很难察觉。尽管大部分食物中毒案件并不严重到致命，但是有时候还是会引发严重问题，如肾衰竭、死胎、脑膜炎等情况，严重危害幼儿健康。

2. 厨房安全

厨房是家中危险系数最高的地方，易发生如碰伤、烫伤或烧伤等意外。对于幼儿来说，厨房是一个易引起幼儿关注的场所，家长一定要防患于未然，尽量让幼儿远离厨房。

3. 药品安全

幼儿处于生长发育阶段，机体脆弱，用药一定要谨慎。幼儿安全用药应遵循儿童装、简单化、物理手段优先、首选口服药且谨遵医嘱等原则。

三、家庭环境影响因素的评估

（一）评估内容

家庭环境因素对幼儿健康状态影响的评估主要从家长身心健康、家庭生活方式、家庭养育方式和家庭环境安全几个方面进行（见表 4-6）。

表 4-6　家庭环境因素对幼儿健康状态影响的评估内容

评估项目	评估内容
家长身心健康	家长的身体健康、心理健康、家族病史、情绪、文化素质、态度等。
家庭生活方式	饮食的口味、次数、种类、数量、质量、时间等；家庭作息时间、卫生习惯、居住环境等；家庭消费观念、消费水平、消费频率、消费位置；休闲的方式、种类、次数、时间长短、参与人数等。
家庭养育方式	家庭的养育方式是放纵型、专制型、还是权威型。
家庭环境安全	家庭或楼道有无灭火器、房子的整洁度、采光、温度、湿度、噪声、楼梯形状、高度、阳台和桌角有无防护、安全用电等；食品的保质期、新鲜程度、加工方法、储存方法等；厨房的安全门、厨房危险物品的摆放位置、厨房有无安全措施等；药品的摆放位置、生产日期、有效日期、用法、用量、规格等。

（二）评估方法

1. 交谈

幼儿年龄较小，可以从其监护人处了解个体的基本资料，包括姓名、性别、出生日期或年龄、家庭遗传病史、生活方式（如饮食习惯、睡眠、运动等）、家庭养育方式、家庭环境，以及相关的健康、医疗情况（如免疫接种、体检等）。通过与个体及其家属交谈，结合查阅有关个体的健康、医疗记录等获取更多资料。

2. 观察

观察内容包括个体的家庭居住条件、环境，家庭成员结构、衣着、饮食，家庭成员间的亲密度、彼此关心照顾的程度，家庭权威结构，家庭沟通方式、过程和家庭的生活方式等。

关注家庭居住环境、厨房、食品、药品的安全问题，有无必要的防患措施、家电有无老化问题，厨房是否为开放式，药品存放是否安全，食品选材是否新鲜等。

3. 量表测评

可采用评定量表对个体的家庭功能状况及其从家庭中得到的支持情况进行测评。常用的评定量表主观性比较强，又多是国外设计的，所以需要结合交谈和观察等方法收集的资料进行综合分析。

第三节　园所环境影响因素分析与评估

幼儿园是对幼儿进行集体教养的专业机构，对幼儿所在的园所环境进行必要的评估是保障幼儿在园所健康生活的重要条件。

一、园所环境影响因素概述

（一）园所物质环境

园所物质环境分为广义和狭义两个方面。广义的园所物质环境是指对幼儿园教育产生影响的一切自然环境与人工环境中的物质要素的总和，包括自然风光、城市建筑、社区绿化、园所物质条件、居室空间安排、室内装潢设计等。狭义的园所物质环境是指幼儿园内对幼儿发展有影响作用的各种物质要素的总和，包括园舍建筑、园内装饰、场所布置、设备条件、物理空间的设计与利用及各种材料的选择与搭配等。

幼儿园走廊的设计

（二）园所文化

据我国专家考证，"文化"是我国古已有之的词汇，本义是"以文教化"，表示对人的性情的陶冶和品德的教育，属于精神领域范畴。现代意义上的"文化"一词是英国人类学家爱德华·泰勒在1871年首次提出的，他将文化定义为"包括知识、信仰、艺术、法律、风俗以及作为一个社会成员所获得的能力与习惯的复杂整体"。

广义的文化是指人类在社会历史发展过程中所创造的物质财富和精神财富的总和。狭义的文化是指人们普遍的社会习惯，如衣食住行、风俗习惯、生活方式、行为规范等。特定的园所文化是在民族传统文化、区域传统文化、园所物质环境等的影响下形成的，具有鲜明的时代和区域特点。

（三）保教方式

"保教"是指在托幼园所、社会福利机构及其他保育机构中，对婴幼儿进行保育和教育。其中，保育的主要内容是保护幼儿安全和卫生健康。

二、园所环境对幼儿健康状态的影响

（一）园所物质环境影响

幼儿正处于生长发育阶段，身体各方面器官发育尚不完善，身体机能与成年人相比也较弱。幼儿呼吸系统中的中气管和支气管较为狭窄，管腔内黏膜柔嫩，血管较多，黏液腺的分泌不足，易受损伤，这就要求幼儿园的坐落位置一定要远离污染区，室内通风良好、阳光充足。幼儿园新的设备要满足健康标准，尤其是室内设施甲醛含量一定要符合标准。

（二）园所文化影响

园所文化是指园所主体在整个园所生活中所形成的具有独特凝聚力的园风园貌、制度规范和精神气氛等，其核心是园所在长期的办学过程中所形成的共同的价值观念、思想观念和行为方式，它是园所特有的且为园所大多数成员共同遵循的最高目标、价值标准、基本信念和行为规范。物质文化是文化层面最显而易见的一层，比如班级内的文化环境布置，是否符合班级特点或幼儿年龄特点；盥洗室防滑、防烫、节约用水等标志无形中引导幼儿学习安全知识，树立环保意识等。精神文化是园所文化的观念层，是指园所在长期的保育实践中所创造和积淀的并为其师生员工所认同和遵循的文化传统、价值观念和行为习惯等方面的结晶。园所举办的各种节日文化活动是园所精神文化的具体活动形式。

（三）保教方式影响

"保"和"教"是幼儿园教育整体的不同方面，对幼儿的发展起着重要作用。"保"是指"保育"，侧重于幼儿的身体与生活的养护与照顾；"教"是指"教育"，侧重于对幼儿知识、技能的传授和学习，按照幼儿园五大领域的要求开展有针对性的教育活动。

幼儿期是人一生发展的关键期之一，幼儿教师和家长对孩子发展的作用不可忽视，尤其是幼儿园保教方式的选择对幼儿的健康影响极大。目前幼儿园最主要的保教模式有两种，一种是保教分离，另一种是保教结合，这两种模式对幼儿的身心健康有着不同的影响。

1. 保教分离模式

现阶段很多幼儿园对保教的观念有所转变，但是个别幼儿园还是将"保"和"教"分开实施的，保育工作主要针对幼儿体检、生活习惯、饮食营养、安全活动、卫生疾病等问题；教育工作主要关注幼儿的知识掌握、技能学习等情况。保教分离模式使得保育员和教师只注重各自的工作，责任分散，常会出现互相推脱的现象，这样不利于培养幼儿良好的生活能力和实践能力。

2. 保教结合模式

保教结合强调幼儿身体、心理和社会性三方面的和谐健康发展，不能顾此失彼。幼儿园工作目标应该包括促进幼儿身体发育，增进幼儿对环境的认识，培养幼儿信心等良好的个性心理品质和行为习惯以及感受美与表现美的能力。坚持保教结合是由幼儿的年龄特点和教育性质决定的，两者应相互渗透、相互结合，做到"保中有教，教中有保"。

三、园所环境影响因素的评估

（一）评估内容

园所环境影响因素的评估内容见表4-7。

表4-7　园所环境影响因素的评估内容

类型	评估项目	评估内容
园所物质环境	园所基本情况	园所远离污染区、喧闹区；园地面积大小和园地布置风格、材料；建筑物布置合理。
	班级室内布置	教室宽敞明亮、阳光充足、空气新鲜、地面干净；桌椅高度符合幼儿身高，桌椅、门窗、窗台、吊灯、黑板、电视的安全系数，楼梯护栏、走廊的安全措施；墙壁壁纸材料、主题等。

续表

类型	评估项目	评估内容
园所物质环境	室外活动区域	绿化面积、室外空气、室外活动面积、整洁度；地面材质、地面平整度、围墙、栅栏材质及安全性；游戏设备材料、设备安全系数等。
	饮食	食堂干净整洁、食材新鲜、食材营养；饮食区的环境、面积、卫生，餐具材质、餐具卫生、餐具安全系数、饮用水的温度等。
	盥洗和厕所设备	盥洗室卫生、地面，洗手台材质、高度，洗手液、水温、面巾；厕所卫生、地面，厕所分男、女，厕所冲水按钮等。
	休息室	空气质量、房间整洁度；隔音效果、睡眠环境、灯光；床位高低、有无护栏、床间距、安全系数等。
	玩教具、图书	教具、图书、文具、玩具材质，安全系数，干净整洁，种类齐全等。
	其他	园所内其他关系幼儿健康的物质环境。
园所文化环境	物质文化环境	班级教室、图书室、大厅、走廊、楼梯、功能室、零散区域、盥洗室、卫生间、主题墙、家园联系栏、户外体育设施、地面、绿化等。
	精神文化环境	组织活动的形式、内容，领导的观念，领导的文化修养，教师的素质，教师的文化修养，教师的执行力，园长与教职工、园长与幼儿、教师与幼儿之间的关系等。
	制度文化环境	规章、习俗、园规、条例、公约、教学常规、工作手册、保育措施、岗位职责等。

（二）评估方法

1. 交谈

幼儿年龄较小，可以向其监护人了解幼儿所在幼儿园的物质环境、文化环境、保教方式等情况。

2. 实地考察

对被评估个体的幼儿园进行实地考察，了解幼儿园所在地的气候、空气、水、园所建筑、园所设备、教师素养、领导观念、学校制度、学校课程等物质环境和文化环境，以及幼儿园保教方式等指标。

3. 问卷调查

通过问卷的形式调查被评估幼儿个体或监护人，了解园所环境对幼儿健康的影响。

4. 逻辑分析

对与幼儿个体或其家属交谈、实地考察、问卷调查得到的资料进行归纳整理，最后分析结果。

第四节　社区环境影响因素分析与评估

社区环境作为一种幼儿教育环境，具有教育性，如对幼儿初步认识社会、培养情感以及良好道德品质的萌芽等方面的影响都是潜移默化的。此外，社区环境具有显著的社会性。幼儿在社区中活动，置身于一定的社会组织和社会关系之中，社区向幼儿展示了不同于其他教育环境的更丰富、更复杂、更生动的一面。社区环境还具有共享性，即生活在社区内的每一个幼儿共同拥有同一社区环境，社区环境为社区内的幼儿所共享。

一、社区环境影响因素概述

（一）社区

社区是若干社会群体或社会组织聚集在某一个领域里所形成的生活上相互关联的大集体，是社会有机体最基本的内容，是宏观社会的缩影。

社区健身器材
的使用

（二）社区物质环境

从广义的社区环境来看，构成社区物质环境的基本要素包括气候、地形、地貌、水文、土壤和动植物。从狭义的社区环境来看，社区物质环境主要是指社区的区位、规划的范围，社区内的绿化、净化和美化状况，社区的生活环境、消费状况和治安状况等。

（三）社区文化环境

从广义的社区环境来看，影响社区存在与发展的各种非经济因素，构成了社区的文化环境。这些文化环境包括社会的性质与制度、行政体制的变动、传统的道德观念与风俗习惯。从狭义的社区环境来看，文化环境主要指社区的人文环境、生活习惯和人际关系状况。

二、社区环境对幼儿健康状态的影响

除了家庭，社区是幼儿生活最重要的活动场所，也是幼儿人生观、价值观、世界观形成的发源地之一。

（一）社区物质环境影响

社区物质环境作为社区环境的重要组成部分，在现代社会越来越凸显出对社区幼儿身心发展的重要作用。如社区生活服务方面的配套是否完善，附近学校办学水平的高低等都会对幼儿的成长与发展产生重要影响。

（二）社区文化环境影响

社区文化环境主要包括物质文化环境、精神文化环境和制度文化环境。社区的物质文化环境直接影响幼儿的生活健康。社区的精神文化环境对幼儿卫生习惯以及文明言行举止的养成有一定的促进作用。社区的制度文化环境会对幼儿产生一种榜样示范作用，促使幼儿生活不断规范化和有序化。

三、社区环境影响因素的评估

（一）评估内容

社区环境影响因素的评估内容见表4-8。

表4-8　社区环境影响因素的评估内容

类型	评估项目	内容
社区物质环境	社区的基本情况	社区的地理位置、面积、人口密度；建筑风格、建筑材料；地面，社区绿化面积，空气、水的质量等。
	生活服务	娱乐健身设施数量、质量、安全性；社区内停车场位置、收费标准，路灯、垃圾箱、专门的保洁人员；图书馆或书店、公共厕所；超市、商场、菜市场及位置、价格等；餐馆、店铺、网吧、酒吧的数量、安全性等；公园、游乐场数量、设施的质量；公交车站、火车站的位置、通往的目的地等。
	医疗服务	诊所、医院或药房的位置、数量、医疗设备、医疗人员的专业水平、医疗环境等。
	教育服务	附近学校或教育机构的位置、种类、数量，办学水平、师资水平、学校资源等。
	治安服务	治安服务机构的位置、人员数量、人员的素质等。
	其他	其他相关物质环境。
社区文化环境	物质文化环境	社区绿化、健身设施、墙面文化宣传、宣传栏、垃圾桶、广场、公园、游乐场、公交站、图书馆等。
	精神文化环境	社区活动的形式、种类、内容，社区管理者的观念、文化修养，社区管理者与居民、居民与居民、幼儿与幼儿之间的关系等。
	制度文化环境	社区规章制度、习俗、安全管理条例、卫生管理条例、工作手册、保护措施、岗位职责等。

（二）评估方法

1. 交谈

由于幼儿较小，可以向其监护人了解幼儿所在社区的物质环境、文化环境等情况。也可通过与幼儿个体及其亲属交谈，进一步获取资料。

2. 实地考察

对被评估的幼儿个体所在的社区进行实地考察，了解社区所在地的气候、空气、水、社区建筑、社区设施、居民素质、邻里之间的关系、社区制度、安保措施等物质环境和文化环境指标。

3. 问卷调查

通过问卷的形式调查被评估幼儿个体或监护人，了解社区环境对幼儿健康的影响。

4. 逻辑分析

对与幼儿个体或其亲属交谈、实地考察、问卷调查得到的资料进行归纳整理，最后分析结果。

第五节　自然环境影响因素分析与评估

自然环境亦称物理环境，它是指一切环绕于人类周围，能直接或间接影响人类生活的物理因素的总和，如大气、水、其他物种、土壤、岩石、矿物、太阳辐射等。

一、自然环境影响因素概述

（一）气候环境

气候是大气物理特征的长期平均状态，与天气不同，它具有稳定性。时间尺度为月、季、年、数年到数百年以上。气候以冷、暖、干、湿等特征来衡量，通常由某一时期的平均值和离差值表征。在气候环境中，物候与其密切相关。物候是指植物在一年的生长中，随着气候的季节性变化而发生萌芽、抽枝、展叶、开花、结果及落叶、休眠等规律性变化的现象，与之相适应的树木器官的动态时期称为生物气候学时期，简称物候期。

（二）环境污染

环境污染是指人类直接或间接地向环境中添加某种物质超过了环境的自净能力而产生的危害行为。环境渲染使环境的构成或状态发生了变化，导致环境素质下降，扰乱和破坏了生态系统和人类的正常生产和生活条件。

二、自然环境对幼儿健康状态的影响

（一）气候环境影响

气候与人类的身体健康有着密切的关系，人类生活在大自然的环境中脱离不了气候环境。气候环境包括很多气象要素，作用于人体的主要因素有气温、气压、湿度、风速、日照、大气中的磁场等，这些气象因素可以通过下丘脑对人体的代谢功能和内分泌功能产生不同的影响。良好的气候环境可以促进人的健康。

自然环境对幼儿
的影响

1. 极端天气

在全球气候变化的情况下，极端气候事件也日趋频繁和剧烈。高温、飓风、暴风雨、干旱和洪水等气候变化，直接影响安全的饮用水、充足的食物、安全的居所、良好的社会环境等一系列健康所必要的条件，直接或间接地影响人类的健康和寿命。

2. 空气污染

在气候变化背景下，气温、温度、风速等相关因素可通过大气污染物相互作用，加剧污染物的化学反应，使肺炎、哮喘、过敏性鼻炎和其他呼吸道疾病入院率和死亡率急剧升高。另外，地表臭氧会使人群哮喘的发病率增加。降低地表臭氧密度能有效减少儿童呼吸道感染等相关疾病的就诊次数。

3. 传染性疾病

疟疾是一种气候敏感型虫传染疾病。幼儿由于免疫系统发育不完全，缺少针对性的免疫力，疟疾流行期间首当其冲受害的就是幼儿。幼儿经常在室外活动，与细菌接触的机会较大，加上不注意个人卫生，很容易受到通过空气等传播的传染性疾病的威胁。

4. 食物的安全性

高温容易使食物变质产生有毒病菌，如产生沙门氏菌。有调查显示，随着每周或每月温度每升高一度，报道的病例呈近似线性增长趋势。同时，温度升高也使一些有害动物的活动更频繁，从而使食物被破坏和污染的可能性增大。幼儿消化系统还不健全，加之对食物的安全意识不够，很容易受到疾病的困扰。

（二）环境污染影响

现代社会大量开发地球资源，在带来经济效益的同时，也使水、空气和土壤受到污染，危害人类的健康。幼儿期作为个体发育的早期阶段，组织器官处于快速生长发育过程中，对环境污染的毒副作用特别敏感，造成某些特异性疾病发病率明显增高。

1. 氟中毒

氟是卤族元素中最活跃的非金属元素之一，是人体必需的微量元素之一，氟缺乏可导致幼儿患龋齿的可能性增加。氟的安全范围比较窄，过量易引起氟中毒，主要有氟斑牙、氟骨症等类型，具有地域性。地方性氟中毒目前尚无特效治疗方法，主要是减少氟的摄入和吸收，促进氟的排泄，增强机体抵抗力，适当进行对症处理。幼儿期，应让儿童学会正确使用牙膏刷牙，6 岁前最好避免使用含氟牙膏。

2. 铅中毒

铅是污染物中毒性很大且具有神经毒性的一种重金属元素，其可通过消化道和呼吸道进入人体，主要累及神经、造血、消化、心血管等系统和肾脏。幼儿手口动作比较多，很容易将铅摄入体内，且幼儿消化道吸收铅的能力较成人高 5～10 倍，但其肾脏排泄铅的功能较差，血脑屏障功能发育不成熟，因此很容易对幼儿的神经系统造成损害。

幼儿铅中毒伴有某些非特异性的临床表现，如腹隐痛、便秘、贫血、多动等。血铅 ≥ 700 μg/L 时可伴有腹绞痛、昏迷、惊厥等表现。幼儿在生长过程中出现生长迟缓、语言发育异常、贫血、注意力或行为异常，特别是家长在铅污染环境工作或者在铅污染地区居住，都应引起高度重视。对于高危地区小于 6 岁的幼儿，应定期进行筛查，做到及早发现、及早治疗。

3. 汞中毒

汞是一种重金属，在生活中用途十分广泛，如灯具、仪器、药物等。汞中毒是接触汞使人体内汞的负荷超过一定限度而导致的疾病。食入含汞较高的海产品可造成慢性低水平甲基汞暴露。另外，汞蒸气比空气重 6 倍，多沉积在室内较低的位置，容易被幼儿吸收，造成汞中毒。

汞中毒在生活中并未引起足够的重视，所以教育和医务工作者需要进行有关汞污染方面的教育，使人们正确对待或避免接触日常生活中汞的来源，比如水银温度计、被汞污染的草药制剂等，避免大量食用含汞高的鱼类等。

4.砷中毒

砷是一种灰色类金属，不溶于水和强酸，是人体的非必需元素。一般情况下，土壤、水体、空气、植物和人体都含有微量砷，对人体不会构成危害。但如果摄入量超过排泄量，砷就会在人体的内脏、骨骼、肌肉等部位，特别是在毛发、指甲中蓄积，从而引起慢性砷中毒，潜伏期长达几年甚至几十年。

砷污染可以引起暴露人群的急性和慢性病症。幼儿户外活动的时间较长，身体机能尚未发育完全，身体分解能力较差，因此长时间接触砷会严重影响幼儿的生长发育以及身体健康。

三、自然环境影响因素的评估

（一）评估内容

自然环境影响因素的评估内容见表4-9。

表4-9 自然环境影响因素的评估内容

评估项目	评估内容
气候环境	幼儿居住地的洪涝、干旱、飓风、暴风雪、高温和热浪等发生的次数、持续的时间；传播性疾病发生的种类、次数、持续的时间等。
环境污染	幼儿居住地的土质、水质、空气等的污染情况。

（二）评估方法

1.交谈

由于幼儿较小，可以向其监护人了解个体的基本资料，如姓名、性别、出生日期或年龄。通过与幼儿个体及其家属交谈，了解当地的自然环境特点、气候变化、重工业污染状况等资料。

2.实地考察

对被评估的幼儿个体的居住环境进行实地考察，了解当地的气候、空气、水、土壤等指标是否达标。

3.取样检测

对被评估的幼儿个体的居住环境的空气、水、土壤等进行取样检测。

4.体检

对被评估的幼儿个体进行全面身体检查。

5.逻辑分析

对与幼儿个体或其亲属交谈、实地考察、取样检测、体检等得到的资料进行归纳整理，最后分析结果。

第六节　膳食营养影响因素分析与评估

一、膳食营养影响因素概述

儿童在不同的年龄阶段，对营养成分有着不同的需求。幼儿期是生长的特殊时期，身体和大脑正在发育期，充足合理的营养对他们来说非常重要。合理的膳食营养是幼儿身心全面发展必备的物质条件。

（一）幼儿的生理特点与喂养特点

幼儿生长发育较婴儿期减慢，但仍处在快速生长发育的时期，而且活动量较婴儿期增多，需要保证充足的能量和优质蛋白质。幼儿的生理特点和喂养特点见表4－10。

表4－10　幼儿的生理特点和喂养特点

生理特点	喂养特点
生长较婴儿期减慢，活动量增加。	食物量充足，要满足营养需要。
咀嚼能力较弱，胃容量较小，消化吸收能力不强。	食物应以半流食和固体食物相结合，注意烹调方法；进餐次数较成人多，量少质优。
免疫功能未完善。	注意饮食卫生。
好奇心强。	适当引导，增加幼儿食欲。
模仿能力强，有独立进食意识。	培养良好的饮食行为习惯。
以形象思维为主。	食物应品种多样，色香味俱全。

（二）膳食能量需求

热量是人们维持生命最基本的需求之一，在较长时间内，所获取的和所消耗的热量应基本保持平衡。如果热量长期摄入不足，幼儿体内储存的糖和脂肪将被氧化，出现体重减轻、抵抗力下降，幼儿易患各种感染性疾病；如果热量长期摄入过多，会产生多余的脂肪储存于体内，出现肥胖症，对幼儿的身心发育均会产生不利影响。

1.基础代谢

基础代谢是指维持人体在安静清醒状态下最低的能量需求，包括呼吸、体温、循环、肌肉张力、内脏正常代谢活动等。婴儿基础代谢的需求占总需能量的 60%～65%，随着年龄的增长、体表面积的增加逐渐减少。

2.生长发育

组织生长合成会消耗能量，这一部分热量的消耗为幼儿所特有，与幼儿生长发育的速度成正比。如果饮食所提供的热量不够，幼儿的生长发育就会出现迟缓或停顿现象。

3.活动消耗

幼儿活动时会消耗能量，它与幼儿体格生长水平、活动强度、活动时间、活动类型密切相关。好动多哭的幼儿比年龄相仿的安静幼儿需要的能量高出 3～4 倍。

4.食物特殊动力作用

食物特殊动力作用是指人体的代谢因摄取食物而引起能量消耗增加的现象，即对食物进行消化、吸收而额外消耗的能量。从幼儿的每日总需能量来说，有 7%～8% 用于特殊动力作用。

5.排泄消耗

排泄消耗是指在正常情况下未经消化吸收的食物损失的能量。每天摄入的食物不能完全被吸收利用，有一部分要排出体外，约占总能量的 10%。

二、膳食营养对幼儿健康的影响

（一）幼儿膳食的合理调配

坚持全面、平衡、适量的原则，通过科学的方法调配出适合幼儿年龄特点的膳食，为幼儿提供可满足其身体发育需要的热能和各种营养素。

1.主食

随着年龄增长，幼儿膳食逐渐以谷类为主食，能接受谷物和系列加工食品。全谷物产品含 B 族维生素、镁、铁、纤维、蛋白质和不饱和脂肪酸，可适当选择小米、玉米、黑米等杂粮与大米、小麦搭配，亦可选择时令新鲜蔬菜和水果。

2. 蛋白质类食物

肉、鱼、乳是优质蛋白质、B 族维生素、铁和锌的来源，2 岁后应选低脂产品如鸡肉、瘦猪肉。由于动物蛋白质的营养价值高于植物蛋白质，因此动物蛋白应占总蛋白量的 1/2。将各种食物的蛋白质混合食用，如谷类与豆类食品混合在一起食用、荤素搭配、粗细搭配等，都是提高蛋白质营养价值的好办法。

3. 奶制品

如果母亲乳汁充足，对于生长正常者可继续给予母乳喂养至 2 岁，或每日 500mL 配方乳或鲜奶。如幼儿对牛奶蛋白过敏可选择低敏配方乳。2006 年美国儿科学会建议 2 岁后可适当摄入低脂奶。

4. 水摄入量

《中国婴幼儿膳食建议指南》建议，幼儿每日需水量 1 250～2 000mL，约 1/2 来自水、果汁。根据季节和幼儿活动量决定饮水量，以不影响幼儿日常饮食为宜。幼儿最好的饮料是白开水和奶类。

（二）食物制备与安全

幼儿膳食质地应当较成人食物软，但不宜过碎或煮得过烂，易于幼儿咀嚼、吞咽和消化即可。可以采用蒸、煮、炖、煨等烹调方式，以清淡为宜（见表 4-11）。

表 4-11　幼儿各年龄段食物的烧切方法

年龄（岁）	切法								烧法			
	蔬菜	干豆	鲜豆	豆干	鸡鸭	鱼	肉	虾	腊味	饭	面食	小菜	点心
1～2	泥或碎末	泥	泥	碎烂	去骨碎末	去刺碎末	碎末	虾仁切碎	不宜食用	烂，荤素煨饭	蒸煮烧煨	炖煮烧煨	蒸煮烤煨
2～3	细丝小片小丁	碎烂	煮烂整食	细丝小片小丁	细丝小片小丁	去刺小丁小片	细丝小丁小片	虾仁	少量切碎	（同上）	（同上）饺子包子	（同上）	（同上）
3～6	大块	整食	整食	大块	带骨大块	大块	大块	带壳	片、丁或块	与成人同	（同上）油煎	（同上）油煎	（同上）油煎

资料来源：陈帼眉. 学前儿童发展与教育评价手册 [M]. 北京：北京师范大学出版社，1994：263.

（三）餐次和进食技能

幼儿进餐应有规律，包括定时、定点、适量进餐，以每日 4～5 餐为宜，即早、中、晚正餐、点心 1 ～ 2 次，进餐时间 20 ～ 25 分钟 / 次为宜。如果幼儿园晚餐时间过早，幼儿回家应适当加餐，避免晨起发生低血糖。进食能量大致比例为：早餐 20% ～ 30%，午餐 30% ～ 35%，点心 10% ～ 15%，晚餐 25% ～ 30%。

重视培养幼儿自我进食技能，但不应规定进食方法（手抓、勺、筷），不强迫进食，2 岁后应自我、自由进食。4 岁幼儿不再紧握勺或筷进食，能像成人一样熟练用勺或筷自己进食，喜欢参与餐前准备工作。

（四）进餐环境与礼仪

幼儿进餐环境应轻松、愉悦，有适宜的餐桌椅及专用餐具；进餐前应暂停其他活动，避免过度兴奋；进餐时应专心，不可边吃边玩、边吃边看电视、追逐喂养、责备或训斥幼儿；餐前洗手，学习用餐礼仪。3 岁左右的幼儿常出现挑食现象，可持续至 4 岁。尊重幼儿对事物的爱好和拒绝态度，但家长应给幼儿制作可口的、营养平衡的食物，使幼儿能选择有利自己健康的食物。

家长应重视培养幼儿的进餐仪表，如嘴里有食物时不宜说话，学会用餐巾纸擦嘴，不越过别人的餐盘取食物。良好的家庭进餐习惯可使幼儿学到合适的进餐礼仪。

（五）零食选择

零食是非正餐时间食用的各种少量的食物和（或）饮料（不包括水）。中国居民零食专项调查显示，超过 60% 的 3 ～ 17 岁的儿童青少年几乎每天晚上吃零食，均因为"好吃"选择零食。调查显示，儿童青少年零食提供的能量可占其所需总能量的 7.7%，接近幼儿点心提供的能量，零食提供部分膳食纤维（18.2%）、维生素 C（17.9%）、钙（9.9%）、维生素 E（9.7%）。因此，正确指导幼儿适当选择和控制过多摄入零食非常必要。从营养与健康的角度看，幼儿应以正餐为主，不可用零食代替正餐。如需为幼儿选择零食，建议家长参照《中国儿童青少年零食消费指南》选择"可经常食用"的零食，避免"限制食用"的零食。[①]

三、膳食营养影响因素的评估

托幼机构可以通过计算幼儿每日膳食中各种营养素摄入的多少，以及这些营养能否满足幼儿个体每日生活所需，来评估膳食的质量。

（一）记账法

这是目前托幼机构采用最多的一种调查方法。它需要精确的账目和详细的用餐人数

---

① 黎海芪. 实用儿童保健学［M］. 北京：人民卫生出版社，2016：425-426.

统计数字，以计算每人每天从膳食中所摄取的营养总量，调查时间比较长，但能全面反映幼儿的膳食营养质量。

1. 食物消耗量

调查期间的每一天都要对所有食物的品种、数量做准确记录，采购的食物也需要按品种登记数量，填到表4-12中。计算公式为：实际消耗量 = 调查开始时食物的结存数量 + 每日食物购入量 – 调查结束时食物的剩余量。

表4-12　食物量记录表

_____年_____月　　填表人：_____

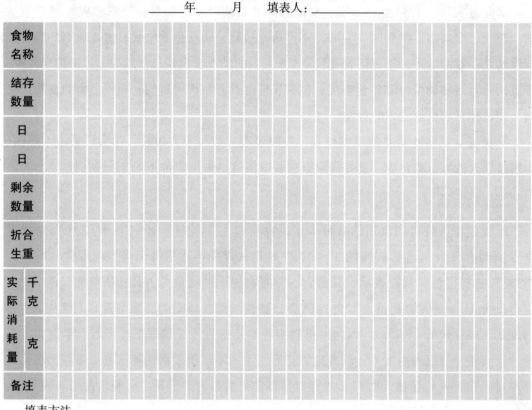

填表方法：

1. 在进行调查前一日晚饭后，将食堂所剩各种生熟食物称重，填入"结存数量"一栏内。

2. 从调查之日起至最后一日止，将每日所购或添加的各种食物数量按日填入各栏内。

3. 在调查最后一日晚饭后，将食堂所剩各种生熟食物称重，填入"剩余数量"一栏内。

2. 就餐人日数

人日数指一名幼儿吃满三餐的数量。各餐用餐人数由各班负责记录，月末时，将每餐人数相加，如各餐人数相同，则一餐的总和即为本班一个月的人日数；如各餐人数不同，将各餐人数相加，除以3，即为本班一个月的人日数。

如果一餐或两餐的人数比较少，三餐的食物又不均等时，可按每餐热量分配比例来折算，如早餐为 20%、午餐为 35%、晚餐为 30%、午点为 15%，那么每餐总人日数分别乘以 20%、35%、30%、15%，然后相加，即为本班总人日数（见表 4-13）。

表 4-13　每日用餐人数记录表

_____年___月___日至___年___月___日

班次																													
年龄																													
月　日	早	午	晚	早	午	晚	早	午	晚	早	午	晚	早	午	晚	早	午	晚	早	午	晚	早	午	晚	早	午	晚	早	午	晚
月　日																													
……																													
用餐总数																													
折合人日数																													

3. 各种食物的消耗量

每人每日各种食物的消耗量是将各类食物实际消耗量（见食物量记录表）除以总人日数而得，单位为 g。

4. 各种营养素的摄入量及热量摄入量

计算出每人每天各种营养素的摄入量及热量摄入量。将每人每日食物消耗量填入表 4-14 中。根据食物成分表中食物营养素的含量，计算出每人每日各种营养素的摄入量和热量。

表 4-14　食物消耗量记录表

类别	食物名称	重量(g)	蛋白质(g)	脂肪(g)	碳水化合物(g)	热量(kj)	钙(mg)	磷(mg)	铁(mg)	维生素A(IU)	胡萝卜素(mg)	硫胺素(mg)	核黄素(mg)	菸草酸(mg)	维生素C(mg)
谷类															
干豆类															
……															
其他食物															
平均每人/日															

（二）营养评估法

1.各种营养素平均供给量

用记账法作膳食调查时，所得的各项结果包括各年龄组在内的全部幼儿的膳食情况。因此，评估膳食的营养水平必须先计算出各营养素的平均供给量标准（见表4-15），然后与记账法实际调查的结果分项比较，才能评价幼儿园的膳食质量。

表4-15 幼儿园营养素平均供给量标准计算表

年龄（岁）	人日数	热能（kj）		蛋白质（g）		视黄醇当量（ug）		核黄素（mg）		尼克酸（mg）		维生素C（mg）		铁（mg）	
		差值	共差	差值	共差	差值	共差	差值	共差	差值	共差	差值	共差	差值	共差
<1														−1	
1−		−1		0		−2		0		0		−1		0	
2−		0		0		−1		0		0		0		0	
3−		1.5		0.2		0		0.1		1		1		0	
4−		2.5		0.5		1		0.1		2		2		0	
5−		3.5		1.0		1		0.2		2		3		1	
6−		5.0		1.2		3.5		0.2		3		3		1	
7−		6.0		1.5		3.5		0.3		3		4		1	
合计															
总共差÷总人日数															
计算系数		100		10		100		1		1		5		1	
差数															
2岁基数		1 200		40		400		0.6		7.0		35		7.0	
平均供给量															

表中：共差＝人日数 × 差值。

差数＝总共差 ÷ 总人日数 × 计算系数。

平均供给量＝总共差 ÷ 总人日数 × 计算系数 +2 岁基数。

资料来源：陈帼眉. 学前儿童发展与教育评价手册 [M]. 北京：北京师范大学出版社，1994：278.

按照计算方法，可以依次算出各种营养素的平均供给量，其结果即为全部平均供给量标准。

2.逐项评估

（1）各类食物进食量评估。在膳食调查总结表中，所列各类食物进食量是指在幼儿园进行调查期间，每人每日各种食物的平均食量，可以用来了解幼儿的膳食构成和各类食物在一日膳食中的供给比例。

（2）各类营养素一日摄入量评估。将记账法调查结果分别和全部平均供给量标准相比较，用百分比来表示（见表4-16）。

表4-16　膳食调查总结表

填表人：_____　　　核对人：_____　　　日期：_____

食物类别	大米	面粉	杂粮	薯类	干豆类	豆制品	浅色蔬菜	绿色蔬菜	干菜	菌藻类	咸菜	水果	硬壳类	乳类	蛋类	畜禽类	鱼虾类	淀粉及糖	动物油	菜籽油	其他植物油	酱油	食盐	其他
食物重量																								
营养素	蛋白质(g)	脂肪(g)	碳水化合物(g)	热量(kj)	钙(mg)	磷(mg)	铁(mg)	锌(mg)	视黄醇当量(ug)	硫胺素(mg)	核黄素(mg)	抗坏血酸(mg)	尼克酸(mg)											
平均每人每天摄入量																								
平均供给量																								
比较（%）																								
评定级别																								

来源	热量食物来源						热量营养素来源			蛋白质食物来源				脂肪食物来源	
食物类别	谷类	薯类	豆类	其他植物性食品	动物性食品	纯热能食品	蛋白质	脂肪	碳水化合物	谷类	豆类	其他植物性食品	其他动物性食品	红肉	植物 / 动物
摄入量															
占总摄入量（%）															

资料来源：陈帼眉．学前儿童发展与教育评价手册[M]．北京：北京师范大学出版社，1994：279.

一般情况下，调查结果中幼儿的平均热量摄入量达到平均供给量标准的90%以上为正常，低于80%为低下，其他营养素至少达到平均供给量标准的80%以上。如果蛋白质摄入量为标准的70%以下，其他营养素低于标准的60%，则评定为营养不良。

（3）热量食物来源分布评估。热量食物来源与膳食费标准有关。膳食费标准低，谷类及薯类食物供给的热量占总热量的比例就比较高，但不宜超过 70%；豆类及动物性食物供给的热量不能低于总热量的 20%。

（4）热量营养素来源分布。热量来源主要有蛋白质、脂肪、碳水化合物三大产热营养素。它们所提供的热量分别以 12% ～ 15%、25% ～ 35%、50% ～ 60% 为适宜比例。如果膳食调查结果显示，热量分布在此范围内，即为正常。

营养评估的
其他方法

（5）蛋白质食物来源分布评估。蛋白质的摄入量，达到供给量标准的 80% 为满意。其中，动物蛋白质和豆类蛋白质合计占蛋白质总摄入量的 50%，可评定为较好的膳食。如果有条件，优质蛋白质应达到总摄入量的 50%。

 本章小结

必备知识		操作技能
1. 个体因素及评估内容； 2. 家庭因素及评估内容； 3. 园所因素及评估内容； 4. 社区因素及评估内容； 5. 自然环境因素及评估内容； 6. 膳食营养因素及评估内容。	幼儿健康状态影响因素分析与评估	1. 个人因素：收集家族病史、视诊、逻辑分析等； 2. 家庭因素：交谈、观察、量表测评； 3. 园所、社区因素：交谈、实地考察、问卷调查、逻辑分析； 4. 自然环境因素：交谈、实地考察、取样检测、体检、逻辑分析； 5. 膳食营养因素：记账法、营养评估法。

 同步练习

一、名词解释

基因检测　家庭养育方式　环境污染

二、简答题

1. 简述遗传因素对幼儿健康状态的影响。

2. 简述家庭养育方式对幼儿健康状态的影响。

3. 简述园所及社区环境影响因素评估的基本内容。

4. 简述气候变化对幼儿健康的影响。

三、分析讨论

1. 分析不同园所保教方式对幼儿健康状态的影响。

2. 如何显著改进园所膳食营养管理与服务水平，以更好地促进幼儿健康发展。

四、拓展学习与实践

1. 分组设计与实施一次社区环境因素对幼儿健康状态影响的综合社会实践调查活动，并撰写一份调查报告。

2. 分组设计与实施一次对某园所膳食营养因素对幼儿健康状态影响的测评活动，并撰写一份测评报告。

第五章 幼儿健康信息采集与分析

学习目标

1. 了解幼儿健康信息的基本类型与主要来源；
2. 了解幼儿健康信息的采集途径与方法；
3. 掌握幼儿健康信息整理与统计分析的常用方法。

学习重难点

1. 幼儿健康信息采集的主要内容；
2. 幼儿健康信息整理与统计分析的方法。

学习方法

自主学习、集体讨论、实操练习。

教学建议

1. 具备对幼儿进行健康状态信息采集与分析的能力；
2. 能够按照要求对幼儿健康信息进行管理；
3. 具备良好的职业道德和职业素养，具有社会责任感。

第一节　幼儿健康信息分类与来源

实现健康信息综合判断一般需要经过信息的收集、整理、分析与归纳以及判断的提出四个步骤。收集健康信息是综合判断的基础，所收集的健康信息是否全面、正确，将直接影响评估结果的准确性和有效性。

一、幼儿健康信息基本分类

幼儿健康信息涉及各个方面，内容庞杂，为了更好地分析和利用健康资料，可根据其不同特点加以分类：

按照健康信息采集的方法可分为主观资料与客观资料。主观资料就是通过直接与幼儿或其监护人沟通所获得的健康资料，包括通过主诉、代诉及问询获得的有关幼儿健康状况的资料；客观资料是指经过体格检查、体能测试或其他辅助检查所获得的有关幼儿健康状况的资料。

按健康信息提供的时间，可分为目前资料与既往资料。目前资料是幼儿目前发生的有关健康问题的资料，包括幼儿基本资料、现病史、检测或检查信息等；既往资料是幼儿此次之前发生的有关健康问题的资料，包括既往史、治疗史、过敏史等。

（一）基本状态信息

基本状态信息主要包括幼儿的姓名、性别、出生年月、民族、父母姓名、家庭住址、联系方式、血型、身高、体重、视力、听力、胸围、头围等。

（二）病史信息

病史信息即幼儿家族遗传病史、幼儿出生时的体重与身长、过敏药物、手术史、重大疾病史、登记时间等，幼儿每次就医时需要向医生提供必要的病史资料。

（三）生活方式信息

幼儿生活方式主要是指幼儿以个体或自我为核心的卫生保健活动。健康的生活方式是保证幼儿健康状态的基础，包括饮食与营养情况、休息与睡眠情况、活动与自理能力等。幼儿年龄尚小，对生活方式对健康的影响的理解并不深刻，需要成人在教育活动中进行多方面指导和渗透，从小养成良好的生活习惯。

二、幼儿健康信息常见来源

（一）主要来源

健康信息的主要来源是被评估者幼儿及其监护人或负责照料的亲属，如对幼儿疾病的观察、对幼儿健康的认识及需求、对治疗及发展的期望等。

（二）次要来源

健康信息的次要来源是通过对幼儿体格检查、体能测试、实验室检查或其他辅助检查所获得的健康资料。除本人外，还可从其他人员或记录中获得所需资料，如家庭成员或其他与之关系密切者、其他卫生保健人员、目前或以往的健康记录或病历等。

第二节　幼儿健康信息采集途径与方法

对健康的幼儿进行定期或不定期的体格检查，称为"健康检查"。通过健康检查，可以了解幼儿生长发育情况和健康状况，早期及时发现一些隐匿性疾病和生理异常，便于及早采取矫治措施，这也是保护幼儿健康成长的重要方法之一。

一、幼儿健康信息采集途径

幼儿健康信息主要通过全面体格检查、定期体格检查和随机健康筛查等途径采集。

（一）全面体格检查

1. 全身状态检查

主要包括生命体征检查以及对幼儿的发育、营养、意识状态、面部表情、体位姿势、步态及对周围事物的反应进行检查。

2. 皮肤检查

皮肤检查应在明亮的自然光下观察（见表 5-1）。

表 5-1 皮肤状态及可能出现的问题

皮肤状态	可能出现的问题
面色红润、有光泽。	健康。
面色苍白、苍黄。	营养不良性贫血。
皮肤黄染。	肝胆疾病。
皮肤上有充血性皮疹（高于皮肤，加压褪色）。	风疹、幼儿急疹等疾病或过敏。
皮肤出血点或瘀斑（暗红色，加压不褪色）。	流行性脑脊髓膜炎或某些血液病。
皮肤干燥，毛囊角化。	维生素 A 缺乏。
皮肤弹性差（捻起腹部皮肤，皱纹消失慢）。	脱水。
皮下脂肪层厚。	营养过剩。

3. 浅表淋巴结检查

正常的浅表淋巴结小而软，不易触及。但有部分小儿在颈部、枕部等处可触及小而软、无粘连、无压痛的淋巴结，不应视为病态；局部淋巴结肿大，质硬、有粘连、压痛，多由感染所引起；全身淋巴结肿大，应做进一步检查，可能是某些全身性疾病的表现，比如白血病等。

4. 头颈部检查

头部检查包括头发、头颅的大小和形状、眼睛、耳、鼻、口腔等。

检查头颅应注意：方颅常见于佝偻病；检查眼时注意眼睑有无浮肿、上睑下垂等；检查耳时，注意外耳道有无分泌物或疖肿，乳突有无压痛，检查听力是否正常等；检查鼻时注意呼吸是否通畅，单侧、长期鼻塞常见于鼻腔异物或息肉；口腔检查应注意：健康的幼儿唇红润有光泽，口唇苍白多为贫血，要注意牙齿的数量、颜色、排列和有无龋齿等；舌质滋润、淡红、有薄白苔为正常；检查咽部时，主要观察扁桃体及咽后壁。

颈检查主要检查甲状腺。甲状腺柔软、光滑，两叶对称，看不到也不易触及为正常，明显肿大时，可以看出。

5. 胸部检查

胸部主要指颈部以下腹部以上的区域。检查胸廓时应注意两侧是否对称，有无畸形，如串珠肋、鸡胸等佝偻病体征。

头颈部和胸部
的检查

检查心脏时主要注意心律、心音、心率及有无杂音。检查肺部时，听到正常呼吸以外的附加音为啰音。啰音按性质不同可分为湿啰音和干啰音。湿啰音发生机制为气体通过呼吸道内存在的稀薄分泌物发生水泡破裂后产生，在吸气末听得较为清楚，部位较恒定；干啰音持续时间长，音调较高，吸气和呼气时都能听到，但呼气时最为明显。

6. 腹部检查

主要触诊肝、脾。应引导幼儿仰卧、屈膝，使腹直肌松弛，然后随呼吸自下而上慢慢触诊。检查者将右手平放在幼儿腹壁上，用食指和中指指端从脐下开始，轻轻向上触诊，当幼儿吸气膈肌下降时，手指可触及肝脏或脾脏下缘。婴儿肝脏体积较大，尤其左叶较大，肝下缘在剑突下，较易触及；3～4岁时，肝下缘约在右肋缘下 1cm，一般 7 岁后不能触及。如出现肿大或压痛，可结合幼儿精神、食欲、体温等症状，考虑是否需要进一步化验检查。

7. 脊柱和四肢

检查脊柱时被检查者应直立，露出全部脊柱，目视前方，双足与肩同宽，两臂自然下垂。检查者距其 1 米处观察受检者腰至髂嵴的外形轮廓是否对称，胸廓是否对称（肩胛下角是否对称），两肩是否齐平。

检查下肢时应注意被检查者有无异常弯曲或扁平足。检查时，让幼儿直立，两腿并拢。对不足 3 岁的幼儿，应多做户外活动，多晒太阳，患儿应避免久立、久走，防止下肢弯曲畸形；3 岁以后，佝偻病的临床症状消失，血生化和骨骼 X 线检查正常者，会遗留不同程度的下肢畸形，轻度的可随幼儿年龄的增长而自行矫正。

用触诊法检查脊柱

8. 外生殖器及肛门检查

男童应检查睾丸位置，是否有隐睾（一般新生儿期睾丸就降至阴囊内，如还留在下降途中任何部位，均为隐睾）；是否有鞘膜积液（阴囊内有光滑肿物，透光）等。女童应检查外阴有无湿疹。

检查肛门时，取侧卧位，注意肛门周围皮肤有无裂伤、糜烂。

（二）定期体格检查

《幼儿园工作规程》规定：幼儿园应当建立幼儿健康检查制度和幼儿健康卡或档案。每年体检一次，每半年测身高、视力一次，每季度量体重一次；注意幼儿口腔卫生，保护幼儿视力。幼儿园对幼儿健康发展状况应定期进行分析、评价，及时向家长反馈结果。

通过幼儿定期体格检查，不仅可以全面衡量幼儿的生长发育情况，及时发现异常，及时进行治疗和矫正，还可以从健康资料的前后对比中看到幼儿生长发育和健康状况的动态变化，起到追踪观察的作用。

幼儿的定期体格检查项目主要包括生长发育检测、血液检查、五官科检查、性器官检查和骨科检查。每次健康检查后都要对资料和信息进行整理、分析并评估，检查和评估结果要向家长公布，向家长宣传科学育儿知识。对体检中发现的问题，要及时与家长沟通，及时带孩子做相应的专项检查，做到防治结合。

为了系统地观察幼儿的健康状况，体检表格或体检卡片要妥善保管、连续使用。

(三)随机健康筛查

随机健康筛选与全面体格检查不同，它只是某个单科的检查，如口腔检查、脊柱检查、扁平足检查、听力检查、血色素化验等。健康筛查是早期识别儿童发育迟缓和障碍的有效途径。通过筛查，可以将某些早期症状不明显，或者不经过化验检查容易被忽略的疾病检查出来。凡在随机健康筛查中出现异常结果的幼儿，都应做进一步诊治。

幼儿随机健康筛选的重点是缺铁性贫血、龋齿、弱视、斜视、铅中毒等。

二、幼儿健康信息采集方法

幼儿健康信息的收集主要采用观察法、谈话法、身体评估法以及测验法。

(一)观察法

观察法是根据一定的研究目的、研究提纲或观察表，在现场对观察对象进行直接观察、检查、测量和计数而取得资料的方法。观察法主要是耳闻眼看，具有目的性、计划性、系统性和可重复性等典型特征。

(二)谈话法

谈话法是通过评估者与被评估者之间目标明确的、正式有序的当面交谈来获得信息的方法。采用谈话法的主要目的是获得被评估者的健康史资料，为进一步进行身体评估提供线索，并建立良好的评估关系。但是谈话法用时比较长，记录时需要评估者根据自己的理解提炼重点。

面对幼儿运用谈话法收集资料时，应注意：谈话目的要明确，谈话过程要围绕主题进行；提前准备好提问顺序，按照一定的思路提问，逐步深入；选择适当的时间和地点，避免受到干扰；与幼儿交谈时，态度亲切，语气和蔼，语言容易被幼儿理解；谈话过程中，要有足够的耐心，不催促幼儿，也不要暗示；整个谈话过程，评估者应客观，在记录时不能加入自己的主观印象。

身体评估法

（三）身体评估法

身体评估法是评估者运用自己的感觉器官或借助简单的辅助工具对被评估者进行细致的观察和系统的检查，以了解其身体各方面的状况，为后续诊断提供依据。身体评估法分为视诊、触诊、叩诊、听诊、嗅诊、实验室检查、影像学检查等。

（四）测验法

测验法是一种运用科学的方法和测量工具对幼儿身体健康发展水平进行测量的方法。对幼儿身体健康发展水平进行的测量多为间接测量。为了保证测验的质量，测量者必须保证测验的效度、信度和区分度。

1. 效度

效度是指测量的准确性和有效性的程度，即测量工具或手段能够准确测出所需测量的事物的程度。它反映了测量的信息或结果与所测量对象之间的符合程度。测量结果与测量对象越吻合，则效度越高；反之，则效度越低。

效度是科学的测量工具所必须具备的最重要条件。在社会测量中，对测量工具如问卷或量表的效度要求较高。鉴别效度必须明确测量的目的与范围，考虑所要测量的内容并分析其性质与特征，检查测量的内容是否与测量的目的相符，进而判断测量结果是否反映了所要测量的事物的程度。效度是针对测量结果的，所以测验的效果如何，对正确评估被评估对象十分重要。

2. 信度

信度是指采取同样的方法对同一对象重复进行测量时，其所得结果相一致的程度，即测验结果的一致性、稳定性及可靠性。一般多以内部一致性来表示该测验信度的高低。比如，用体重计测量一名5岁男童的体重，第一次称为20千克，第二次称为15千克，显然这样的结果是不可靠的，信度是低的；如果第一次称为20千克，第二次称为19.8千克，那么这个结果的信度就比较高。信度系数越高表示该测验结果的一致性、稳定性与可靠性越好。

信度与效度之间既有明显的区别，又存在着相互联系、相互制约的关系。一般来说，信度是效度的前提条件，也就是说，效度必须建立在信度的基础上；但是没有效度的测量，即使它的信度再高，这样的测量也是没有意义的。

3. 区分度

区分度是指测验项目对于所研究的受测者的心理特性的区分程度或鉴别能力。区分度高的项目，能将不同水平的受测者区分开来，能力强、水平高的受测者得分高，能力弱、水平低的受测者得分低；区分度低的项目，就没有很好的鉴别能力，水平高和水平低的受测者得分差不多。

如果在一次体能测验中，测验项目太难，所有幼儿的成绩都比较低，从而使运动能力强和运动能力弱的幼儿得分没有明显差别；同样，由于测验项目过于容易，所有幼儿得分都很高，不同运动能力的幼儿得分没有明显差别，从而使测验的区分度降低，测验就失去了意义。

为了保证测量的效度、信度和区分度，在进行测量前，编制的测量项目或题目要有计划，形式应该多样，最好采用标准化测量。标准化测量需要提前设定测量项目，明确测量范围，在抽取样本进行测试后，要进行效度、信度和区分度的分析，筛选确定测量项目后给出平均分和标准差。用这样的常模进行比较，其评估结果具有高信度，评估结论具有高效度。

三、幼儿健康信息采集实训

案例：某托幼机构，准备对本机构幼儿开展健康档案信息管理工作，内容包括健康史的资料采集、幼儿一般身体健康状况评估、浅表淋巴结及头颈部评估等，请帮助他们完成健康信息采集前的培训工作。

（一）健康史的资料采集

1. 实训目的

（1）获取完整的健康史资料，为疾病判断提供帮助。

（2）为体格检查提供线索。

（3）获取有助于确立护理诊断的重要依据。

（4）为与幼儿之间建立积极的相互关系提供机会。

2. 实训用品

笔、纸。

3. 操作方法

（1）老师示范问诊：发烧患者为 6 岁男童，3 天来发热伴鼻塞。本例患者最可能是上呼吸道感染引起发热，问诊大致包括以下内容：

1）叫什么名字，多大年龄，是男孩还是女孩，什么民族。

2）哪里不舒服，得病多长时间了。

3）试表体温多少度，有没有打过寒战。

4）鼻子不舒服到什么程度。鼻塞是部分性、交替性、体位性还是持续性。

5）鼻涕是什么样子的，清涕、浓涕各多少。

6）有没有打喷嚏、咳嗽或者嗓子痛。

7）发烧以来吃东西怎么样，饮食的量和具体食物与平时有无变化。

8）睡眠怎么样，大小便有没有什么变化。

9）是否去过其他医院就诊，服过什么药物，效果怎么样。

10）是否知道自己对什么过敏，有没有耳、鼻、喉不舒服，有没有去医院检查过。

11）有没有做过什么手术。

（2）学生练习：教师以常见症状（如咳嗽、疼痛、腹泻等）为题，让学生两人一组，互相进行问诊练习。

4. 注意事项

（1）环境须安静、舒适和具有私密性。

（2）语气和蔼，态度认真，有耐心。

（3）语言简单通俗，语速要慢，给幼儿思考和回忆的时间。

（4）过程中有疑问应及时核实。

（5）注意仪表和礼节，举止友善，灵活运用肢体语言，促进和谐与信任关系的建立。

5. 实训考核

掌握问诊的注意事项并书写实训报告。

（二）幼儿一般身体健康状况评估

1. 实训目的

（1）学会生命体征、面容与表情、体位、步态的评估；

（2）学会发育与体型、营养状态、意识状态的评估；

（3）了解性别、年龄的评估。

2. 实训用品

体温计、血压计、手表、纸、笔。

3. 操作方法

（1）展示需要掌握的内容与要求：

1）发育与体型：瘦长型、矮胖型、匀称型。

2）营养状态：良好、中等、不良。

3）意识状态：清楚、模糊、嗜睡、昏迷。

4）面容表情：安静、淡漠、恐慌、痛苦。

5）体位：自动、被动、强迫。

6）步态：正常、蹒跚、慌张。

7）体温的测量：测腋温，擦干腋下的汗液，将体温计水银端放于被测者腋窝深处并贴紧皮肤，防止脱落，测量 5～10 分钟后取出；测口温，将水银端斜放于被测者舌下，让被测者用鼻呼吸，闭口，3 分钟后取出；测肛温，用屏风遮挡，被测者取侧卧或屈膝仰卧，露出臀部，润滑肛表前端，将肛表的水银端轻轻插入肛门 3～4 厘米，3 分钟后取出，用消毒纱布擦拭体温计；读取体温数，对体温计消毒，记录。

8）脉搏的测量：以食指、中指、无名指的指端按压桡动脉，力度适中，以能感觉到脉搏搏动为宜。一般被测者可以测量 30 秒，脉搏异常者，测量 1 分钟，核实并记录。

（2）具体的实训方法：首先由教师示教，一名同学取坐位配合，教师边示教边复习课堂讲授的内容，同时说明操作要领。然后每两名同学结对，互相检查；教师巡回指导，及时指出错误；及时总结本节课的优缺点。

4. 注意事项

（1）检查环境应安静、舒适和具有私密性，室内温度及湿度应适宜，最好以自然光线照明。

（2）衣着整洁，举止端庄，态度和蔼。

（3）检查前先向幼儿说明自己的身份、检查的目的与要求，取得幼儿的配合。

（4）体格检查前尽可能在幼儿面前洗手，以避免医源性交叉感染。

（5）检查按照一定的顺序进行，以避免不必要的重复或遗漏。

（6）检查过程中动作应规范、准确、轻柔，内容应完整而有侧重点。

（7）检查结束后应根据检查结果向幼儿或家长作必要的解释和说明。

5. 实训考核

幼儿一般身体健康状况的检查。

（三）浅表淋巴结及头颈部评估

1. 实训目的

（1）学会正确评估浅表淋巴结、扁桃体、甲状腺位置。

（2）具有尊重、关爱病人，保护病人隐私的意识，具有医疗安全、护患交流、团队合作的职业意识及认真负责的职业态度。

2. 实训重难点

浅表淋巴结、扁桃体、甲状腺的检查方法。

3. 计划与实施

实训计划与实施内容见表5－2。

表5－2　实训计划与实施内容

课程名称	幼儿健康评估与指导	项目名称	浅表淋巴结及头颈部评估
实训时数	2	实训类型	综合性
实训用物	笔式手电筒、压舌板。		

教学内容、教学过程和时间分配

一、讲解本次实训安排（5分钟）

示范 → 回忆并模拟 → 分组练习 → 评价总结

二、示教操作步骤，讲解操作重点及注意事项（20分钟）

由老师示教，一名同学取坐位配合，教师边示教边复习课堂讲授的内容，同时说明操作要领。

（一）浅表淋巴结的检查内容及方法

被检查者取坐位或仰卧位，头部稍向前屈，用双手进行触诊，左手二、三、四指触诊右侧，右手二、三、四指触诊左侧，由浅部逐渐触摸至锁骨后深部。为了避免遗漏，按一定顺序检查（耳前、耳后、乳突区、枕骨下区、颈后三角、颈前三角、锁骨上窝、腋窝、滑车上、腹股沟、腘窝）。

（二）扁桃体的检查内容及方法

检查扁桃体时，当幼儿发"啊"音时，快速用压舌板压住舌前2/3与后1/3交界处，检查速度要快，避免幼儿出现恶心呕吐的情况；观察软腭、悬雍垂、咽腭弓及舌腭弓、咽后壁。

（三）鼻的检查内容及方法

被检查者取坐位或仰卧位，观察鼻部皮肤颜色及外形的改变（酒糟鼻、鞍鼻、蛙鼻等）；借助手电筒，检查鼻中隔有无偏曲，鼻黏膜及分泌物等。鼻道通气状态检查：检查者用手指压闭一侧鼻翼，让被检查者吸气，以判断通气状态，用同样的方法检查另一侧。

（四）甲状腺的检查内容及方法

视诊：观察甲状腺的大小、是否对称。

后面触诊检查的方法：告知被检者取坐位，检查者站在其后，一手食指、中指施压于一侧甲状软骨，将气管推向对侧；另一手拇指在对侧胸锁乳突肌后缘向前推挤甲状腺，食、中指在其前缘触诊甲状腺；检查过程中，嘱被检查者做吞咽动作，重复检查；用同样的办法检查对侧。

前面触诊检查的方法：告知被检者取坐位，检查者面对被检者，一手拇指施压于一侧甲状软骨，将气管推向对侧，另一手食指、中指在对侧胸锁乳突肌后缘向前推挤甲状腺，拇指在胸锁乳突肌前缘触诊，嘱被检查者做吞咽动作，并随吞咽动作进行触诊。

续表

	检查结果：甲状腺是否肿大，有无结节，震颤，两侧均需检查。
	三、分组练习（60分钟） 学生分10组练习，每两名同学结对，互相检查；教师巡回指导，及时指出错误。 四、总结（5分钟）
注意事项	1.注意与幼儿建立良好的关系，取得信任与合作。 2.让幼儿与家长在一起或幼儿坐在家长怀里，安抚幼儿的情绪，增加安全感。 3.态度和蔼，动作轻柔，尤其是在检查扁桃体时，压压舌板一定要准确、快速。

4. 实训考核

由于考试时间有限，可选一个知识点进行考核，评分内容根据操作步骤分配。

第三节 幼儿健康信息整理与统计分析

一、幼儿健康信息整理

收集幼儿健康资料后，评估者面临的首要任务是对健康资料进行加工整理，以把原始资料整理成比较容易处理的和便于理解的形式。

（一）评估资料的核查

核实和查对原始评估资料的质量，是资料处理前的首要步骤。

首先，应查看计划收集的资料是否齐全，有没有遗漏；其次，检查所收集的资料在来源、时间、地点和收集时的客观条件等方面是否合理；再次，核查主观资料中所填写的各项内容是否正确，是否有含混不清、模棱两可的资料；最后，将有关资料进行横向和纵向比较后，审查是否有出处，有没有相互矛盾和可疑之处。

经过核查，如果发现资料有未收全的，要抓紧时间收集；把符合要求的资料和不合格的资料分开，尽可能修正不合格的资料，不能修正的应弃用；对于错误资料必须舍弃，可疑资料需要经过重新考证核实再决定留用还是淘汰；如果至关重要的资料出现问题，那么花费再大的人力、物力也要补充收集，不能敷衍凑合，否则将直接影响评估结果。在资料核查过程中，切忌以个人的主观意愿将符合预想结果的资料留下来，将不符合预想结果的资料舍弃，确保得到的原始评估资料真实可靠、完整全面，以为下一步资料汇总分析做好准备。

（二）评估资料的分类

评估资料可以分为信息型资料和非信息型资料。

1. 信息型资料

信息型资料包括数值型资料和非数值型资料。数值型资料有点计信息和测量信息。点计信息是通过计算个数获得的信息，比如幼儿数、教师数或者幼教机构数等；测量信

息是依据一定标准或使用一定工具进行测量后获得的信息。测量信息按照有无相等的单位和绝对零点分为等距信息、等比信息和顺序信息。

非数值型资料是指表示事物之间不同属性和类别的信息。[①]幼儿的性别、民族等，只能区分相同或不同，无法判断其大小关系，这些信息都被视为非数值型信息。

测量信息

2. 非信息型资料

非信息型资料主要包括文字型资料和非文字型资料。文字型资料主要是一些计划、总结、意见等书面材料；非文字型资料主要有音频、视频等。对于非信息型资料，评估者可以对它们直接进行分析评判。

二、幼儿健康信息统计分析

在医学评估程序方面，评估者会将所收集的资料与正常参考值进行比较，作出正常与异常的判断；在各资料之间寻找有意义的、相互联系的资料，保留下来，作出可能的、合理的解释，形成假设；进一步进行分析和推理，继续寻找其他线索和资料来支持或否定诊断假设；最后确立、验证与修订护理诊断。

在教育评估程序方面，评估者得到相关资料后，会对信息进行整理、分析、检验，并通过统计分析，最终用样本资料去推论总体情况，从而得出科学的结论。

（一）统计的方法

根据样本与总体的关系，统计的方法可以分为描述统计和推断统计两种。

1. 描述统计

描述统计是通过图表或数学方法，对信息资料进行整理、分析，并对信息的分布情况和随机变量之间的关系进行估计和描述的方法。一般情况下，当总体容量比较小（即个案数比较少），可以对全体进行测量，从而求得总体的参数（平均差、标准差、相关系

---

① 霍力岩. 学前教育评价［M］. 北京：北京师范大学出版社，2000：241.

数等）时，采用描述统计法。

（1）统计表。

统计表就是用表格的形式表示统计资料的数量关系。用表格可以清晰地反映事物的全貌及特征，简化统计资料，便于分析计算和记忆。

1）统计表的绘制原则。制作统计表，结构要简单明了，一张表只能有一个中心，说明的问题要明确；层次清楚，项目排列要按照逻辑顺序合理布局，让人看了一目了然。

2）统计表的制作要求。绘制表格时应注意，标题要写在表的上方，简明、准确，可以在表的下方注明资料的来源、时间和地点；表格里的项目左侧为横标目，主要是统计指标；位于表右侧的为纵标目，即统计表描述的对象；表格的线条比较简单，横线和竖线必须准确，表格内的数字统一用阿拉伯数字，依次对齐，不应有空格。没有记录或者暂缺的用"……"表示，无数字的用"—"表示。

（2）统计图。

统计图就是根据统计数字，用几何图形、事物形象和地图等绘制的各种图形。它具有直观形象、生动具体等特点。统计图可以将复杂的统计数字用简单、通俗、形象的方式呈现出来，具有一目了然的效果，便于理解和比较。因此，统计图在统计资料整理与分析中占有重要地位，并得到广泛应用。

1）绘制统计图的要求。绘制统计图时应注意，在选择图形时，应根据信息的性质以及评估目的进行合理选择；标题要简明，一般写在图的下方，注明图号；统计图的横坐标一般为被描述的现象，在横轴下方从左至右注明尺度，由小到大等距排列；纵坐标一般为出现的频率，在纵轴左侧从小到大，自下而上，从0开始注明尺度，并标明单位；在同一图形上比较两个事物时，要使用相同的比例；图中解释说明的内容应简明扼要，字体要小一些，写在标题下方；对于有横纵轴的图形，为了美观，高度和宽度比以3：5为宜。

2）统计图的种类。统计图种类多样，常见的有直条图、直方图、圆形图、曲线图。

（3）集中量与计算。

集中量是描述集中趋势的统计指标，即一组信息中大量信息集中在某一点或其上下，这一情况说明了该组信息的集中趋势。比如要比较两个班幼儿体质健康测试的分数，不能将两个班幼儿的测试分数一一列举出来进行比较，因为每个幼儿的分数受多种因素影响，个别幼儿相互比较不能说明问题，此时，就应该用两个班幼儿的平均分数进行比较。

常用的集中量有算术平均数、中位数、众数等。

1）算术平均数。算数平均数是将全部信息的总和除以总频数所得的商，用 M 表示。算术平均数主要用于未分组的原始信息。设一组信息为 $x_1, x_2, x_3 \cdots x_n$，其算术平均数的计算公式为：

$$M = \frac{x_1 + x_2 + x_3 + \cdots x_n}{n}$$

算数平均数简明易解，计算简单，但是易受极端信息的影响，每个信息或大或小的变化都会影响到最终结果。

2）中位数。对一组信息按大小依次进行排序后，总频数（数字个数）为奇数，正中间的信息即为中位数；如果总频数为偶数，则中间两个信息的平均数为中位数，用 Md 表示。中位数可能是原信息组中的某一个数，也可能根本不是原有的数。比如，以下5个信息2、4、6、8、10的中位数为6；而以下6个信息3、5、7、9、11、13的中位数为：（7+9）/2=8。

中位数是按顺序排列在一起的一组信息中居于中间位置的数，计算简单，容易理解，不受极端值的影响，但是不能进一步做代数运算，容易受抽样偏差的影响。

3）众数。众数是一组信息中出现次数最多的数值，用 Mo 表示。单项数列求众数，不需要任何计算，可以直接从分配数列中找出出现次数最多或频率最高的一组标志值，该值就是所求的众数。比如在3、8、3、9、3这组信息中，3出现的频率最多，3即为这组信息的众数。

众数性质比较简单，但只能大概估计一组信息的集中趋势，或者帮助分析具有两个集中点的分布。

（4）差异量数与计算。

差异量数又称变异量数，是表示样本信息偏离中间数值的趋势或反映样本频率分布离散程度的量数。差异量数大，表示各数值分布的范围广且参差不齐；差异量数小，表示各数值较集中、整齐，波动的范围幅度小。

1）方差和算术平均数。方差是差离平方和的算术平均数，方差的算术平方根即为标准差，用 σ 表示，公式为：

$$\sigma = \sqrt{\frac{\sum (X - \overline{X})^2}{N}}$$

其中 $X - \overline{X}$ 表示每个信息与平均数的离差，N 为总频数。

方差能有效地利用信息反映信息的差异程度，便于进行数学处理，避免了绝对值，比较方便。标准差可以直接反映组内个体间的离散程度，对于相同性质的资料，标准差小，表明信息分布整齐、集中；标准差大，表明信息分布广，参差不齐。

2）全距。全距是信息中最大值与最小值之间的差距，所以，全距也称为极差，即最大值减最小值后所得的信息，用 R 表示，计算公式为：

$R=$ 最大标志值 – 最小标志值

全距表示统计资料中的变异量数，计算容易，但受两极端值影响，在分析资料时有局限性，适用于等距变量、比率变量。

3）四分位距。四分位距是指将一组信息按照从大到小的顺序排列，然后将总频数分为相等的四段，每段包括 25% 总频数的信息，相应于第 25% 百分位数的那一点称为第 1 四分位数（Q_1）；相应于第 75% 百分位数的那一点称为第 3 四分位数（Q_3），第 3 四分位数与第 1 四分位数差的一半即为四分位距。四分位距用 QD 表示，计算公式为：

$$QD = (Q_3 - Q_1)/2$$

四分位距只利用了部分信息，一般是在信息不全，平均差和方差及其改进量不能用时选用。

2. 推断统计

推断统计又称抽样统计，是从总体信息中抽取部分个体即样本进行研究，然后根据获得的样本信息对所研究的总体特征进行推断。推断统计包括总体参数估计和假设检验两方面的内容。

推断统计的方法比较多，也比较复杂，这里仅对常用的方法做一些简单介绍，详细内容请参阅有关数理统计方面的书籍。

（1）t 检验。用于样本含量较小（例如 $n < 30$）的两个平均值的差异检验，是用 t 分布理论来推断差异发生的概率，从而判定两个平均数的差异是否显著。其计算公式为：

$$\sqrt{\frac{\sum x_1^2 \sum x_2^2}{N_1 + N_2 - 2} \times \frac{N_1 + N_2}{N_1 \times N_2}}$$

其中，$\overline{X_1}$，$\overline{X_2}$ 分别为两组平均数，N_1，N_2 分别为两组样本含量。

（2）Z 检验。用标准正态分布理论来推断差异发生的概率，从而比较两个平均数的差异是否显著。一般用于大样本（即样本容量大于 30）平均值差异性检验。其公式为：

$$Z = \frac{\overline{X_1} - \overline{X_2}}{\sqrt{\dfrac{S_1^2}{N_1} + \dfrac{S_2^2}{N_2}}}$$

其中，N_1，N_2 为两组人数；S_1，S_2 分别为两组标准差；$\overline{X_1}$，$\overline{X_2}$ 分别为两组平均数。

（3）X^2 检验。用于统计样本的实际观测值与理论推断值之间的偏离程度。X^2 值越大，越不符合；X^2 值越小，偏差越小，越趋于符合；两个值完全相等时，X^2 值就为 0，表明理论值完全符合。该方法用途非常广，适用于多个概率或多个构成比较的检验以及分类资料的相关分析，比如，对幼儿能力分优、良、可、差是否有显著差异时，就可用此检验法，公式为：

$$X^2 = \sum \frac{(f_o - f_e)^2}{f_e}$$

其中，f_o 为观察次数，f_e 为理论次数。

（二）分析的方法

对幼儿健康信息的分析实质上是一种认识活动，这种活动贯穿于教育评估的设计、信息的收集与处理、评估结论及对策的整个过程。分析者通过测量获得的信息以及已有的认知经验，经过归纳、概括等思维过程，逐步形成更加完整、更符合实际的结论，这个过程就需要运用逻辑分析的方法。逻辑分析的方法主要有系统分析法、分析法和综合法等。

1. 系统分析法

系统分析法是整体把握事实真相，从事物内部各因素关系和事物与外部环境的关系上，客观地了解事物并判断事物的价值的方法。

系统分析方法的具体步骤包括：限定问题、确定目标、收集信息、提出备选方案和评价标准、评估备选方案和提出最可行的方案。

2. 分析法和综合法

分析法是把复杂的现象分解成的多个组成部分分别进行研究的方法。比如对幼儿的体能加以评估，就要对幼儿的身体素质进行分析，我们可以把身体素质这个统一的整体分解为不同的方面：速度、耐力、力量、平衡、柔韧、灵敏等，逐项加以研究。通过分析，可以认识个别部分的性质与特征。

综合法是把被评估事物或现象的各个部分和各种因素联系起来形成一个整体，从总体上认识和把握事物或现象的方法。在认识事物的过程中，综合必须以分析为基础，分析也要以先前综合的成果为指导，而且在一定条件下，综合与分析可以互相转化。

健康信息的分析

本章小结

必备知识		操作技能
1.幼儿健康信息的基本分类和主要来源； 2.幼儿健康信息采集的内容与基本途径； 3.幼儿健康信息整理与统计分析的方法论依据。	幼儿健康信息采集与分析	1.幼儿健康信息采集的常用方法； 2.幼儿健康信息整理与统计分析的常用方法。

同步练习

一、名词解释

身体评估法　效度　信度　推断统计

二、简答题

1.简述幼儿健康信息的基本分类。

2.简述幼儿健康信息采集的基本途径。

3.简述幼儿健康信息检测的效度、信度与区分度。

4.简述幼儿健康信息整理的注意事项。

三、分析讨论

1.分析体格检查、健康检查与健康筛选在幼儿健康信息采集内容与途径上的联系与区别。

2.分析幼儿健康信息描述统计与推断统计方法的联系与区别。

四、拓展学习与实践

1.检索学习与概率和统计相关的材料，理解幼儿健康信息描述统计与推断统计方法的适用范围。

2.分组开展一次幼儿健康信息采集实训工作，并撰写一份工作简报。

第六章　幼儿健康问题诊断与改进指导

学习目标

1. 了解幼儿常见健康问题的种类、成因及主要表现；
2. 掌握幼儿常见健康问题预防及改进的方法；
3. 初步掌握改进指导幼儿健康问题的有效措施。

学习重难点

1. 感染性、非感染性、社会心理健康问题的诊断与预防；
2. 幼儿意外伤害的预防与指导。

学习方法

自主学习、集体讨论、实操练习。

1. 指导学生理论联系实际，使其具备对幼儿健康问题做出正确诊断的能力；
2. 指导学生通过必要的实训，使其具备对幼儿健康问题采取合理的预防措施和提出改进指导意见的能力。

第一节 幼儿常见健康问题诊断

一、感染性疾病

幼儿感染性疾病是由于幼儿体质和抵抗病菌能力较差而被感染的疾病，主要分为非传染性疾病和传染性疾病。

（一）非传染性疾病

1. 口腔炎

口腔炎是指口腔黏膜由于各种感染引起的炎症，若病变局限于局部，如舌、齿龈、口角亦可称为舌炎、齿龈炎或口角炎等。本病多见于婴幼儿。可单独发生，也可继发于全身，如急性感染、腹泻、营养不良、久病体弱和维生素缺乏等。感染常由病毒、细菌、真菌引起。不注意食具及口腔卫生或各种疾病导致机体免疫功能紊乱等因素均可导致发生。目前细菌感染性口腔炎已经很少见，病毒及真菌感染所致的口腔炎仍为儿科常见疾病。

2. 急性上呼吸道感染

由各种病原引起的上呼吸道急性感染，俗称"感冒"，是幼儿最常见的急性呼吸道感染性疾病。该病主要侵犯鼻、鼻咽和咽部，根据主要感染部位的不同可诊断为急性鼻炎、急性咽炎、急性扁桃体炎等。各种病毒和细菌均可引起急性上呼吸道感染，但90%以上为病毒。

由于年龄、体质、病原体及病变部位的不同，病情的缓急、轻重程度也不同，一般年长儿症状较轻，婴幼儿较重。

（1）一般类型急性上呼吸道感染局部症状：鼻塞、流涕、喷嚏、干咳、咽部不适和咽痛等，一般在 3 ～ 4 天内自然痊愈。

（2）全身症状：发热、烦躁不安、头痛、全身不适、乏力等。部分患儿有食欲缺乏、呕吐、腹泻、腹痛等消化道症状。腹痛多为脐周阵发性疼痛，无压痛，可能为肠痉挛所致。如腹痛持续存在，多为并发急性肠系膜淋巴结炎。

婴幼儿起病急，以全身症状为主，常有消化道症状，局部症状较轻，多有发热，体温可高达 39℃～ 40℃，热程在 2 ～ 3 天至 1 周，起病 1 ～ 2 天内可因发热引起惊厥。

（3）体征：体格检查可见咽部充血、扁桃体肿大。有时可见下颌和颈淋巴结肿大，肺部听诊一般正常，肠道病毒感染者可见不同形态的皮疹。

3. 急性感染性喉炎

急性感染性喉炎是指喉部黏膜的急性弥漫性炎症，以犬吠样咳嗽、声音嘶哑、喉鸣、吸气性呼吸困难为临床特征，冬春季节多发，且多见于婴幼儿。

（1）病因。由病毒或细菌感染引起，亦可并发于麻疹、百日咳和流感等急性传染病。常见的病毒为副流感毒、流感病毒和腺病毒，常见的细菌为金黄色葡萄球菌、链球菌和肺炎链球菌。由于小儿喉部解剖特点，炎症时易充血、水肿而出现喉梗阻。

（2）表现。起病急，症状重，可有发热、犬吠样咳嗽、声嘶、吸气性喉鸣和三凹征。严重时可出现发绀、烦躁不安、面色苍白、心率加快。咽部充血，间接喉镜检查可见喉部、声带有不同程度的充血、水肿。白天症状轻，夜间入睡后加重，喉梗阻者若不及时抢救，可窒息死亡。按吸气性呼吸困难的轻重，梗阻可分为 4 个级次：

Ⅰ度活动后出现吸气性喉鸣和呼吸困难，肺部听诊呼吸音及心率无改变。

Ⅱ度安静时亦出现喉鸣和吸气性呼吸困难，肺部听诊可闻及喉传导音或管状呼吸音，心率加快。

Ⅲ度除上述喉梗阻症状外，因缺氧而出现烦躁不安、口唇及指（趾）发绀、双眼圆睁、惊恐万状、头面部出汗，肺部呼吸音明显降低，心率快，心音低钝。

Ⅳ度渐显衰竭、昏睡状态，由于无力呼吸，三凹征不明显，面色苍白发灰，肺部听诊呼吸音几乎消失，仅有气管传导音，心律不齐，心音钝、弱。

（二）传染性疾病

幼儿免疫力不成熟、抵抗力比较差、手口行为多，在托幼机构集居环境中，防护意识差，易受传染病侵害。幼儿传染病易传播与流行，可扩散到家庭和社会。因此，幼儿传染性疾病应早发现、早诊断、早报告、早隔离、早治疗。

幼儿常见传染性疾病的种类、传播途径等见表 6 - 1。

表 6 - 1 幼儿常见传染性疾病的种类、传播途径等

分类	传播途径	传播行为	疾病	症状与体征
呼吸道传染	空气、唾沫、接触呼吸道分泌物。	共享放入口中的玩具、眼或鼻分泌物、咳嗽、喷嚏。	流行性感冒、麻疹、流行性腮腺炎、水痘、风疹、猩红热。	咳嗽、发热、流涕、咽痛、皮疹、耳痛。
肠道传染	粪便直接或间接污染食物、饮水、食具和手等。	被尿不湿、坐便器污染双手、共享放入口中的玩具、不卫生的食物、污染区与清洁区不分。	痢疾、伤寒、霍乱、轮状病毒胃肠炎、甲型肝炎、感染性腹泻。	腹痛、恶心、呕吐、腹泻。
自然疫源性传染	媒介生物（蚊子、苍蝇、老鼠、狗）。	叮、咬。	乙型脑炎、疟疾、狂犬病、钩端螺旋体病、炭疽。	地区流行。
多种途径传播	呼吸道飞沫、接触皮肤、黏膜疱疹液。		手足口病（肠道病毒）。	发热，手、足、口等部位发生皮疹或疱疹。
直接接触传染	物品被污染。	接触皮肤或分泌物、共享衣物。	急性流行性结膜炎（细菌或病毒，红眼病）慢性传染病。	局部症状。

二、非感染性疾病

（一）食品安全与健康

食品安全与食品卫生常作为同义词，涉及食品标示、卫生、添加剂、农药残留、生物学技术政策以及政府相关进出口检验和事务认证系统等内容。食物不仅给人类提供生存需要的营养，而且也可以作为细菌的媒介引起食物中毒，传播疾病。食品安全主要强调预防食物生产、加工、储存、分类和制作过程中污染和食源性疾病，以保证食物卫生质量。

1. 流行病学资料

食源性疾病是常见的严重危害人类健康的公共卫生问题之一。2015 年 WHO 估计全世界约有 6 亿人（1/10）的疾病与食物污染有关，每年 420 000 人死亡，损失 3 300 万健康寿命年（DALYs），其中低于 5 岁的幼儿占 40%，每年有 125 000 名幼儿的死亡与食

物污染有关。食物污染最主要的疾病是腹泻病，每年约有 5.5 亿人（幼儿 2.2 亿）出现过食物污染所致的腹泻病。

2. 食源性疾病的病理生理

食源性疾病对人体的不良影响程度不同，轻度的是消化道症状（呕吐、腹泻），严重的有可危及生命的神经、肾脏、肝脏疾病，先天畸形以及肿瘤。

食物被细菌感染后主要引起胃肠炎症。朊病毒在人体内不断聚合，形成自聚集纤维在中枢神经细胞中堆积，破坏神经细胞。脑部受破坏的区域不同，发病的症状也不同，如感染小脑，会引起运动机能的损害，致共济失调；如感染大脑皮层，会引起记忆力下降。变异型克雅病（疯牛病）的致死率较高，朊病毒的传播途径包括食用动物肉骨粉饲料、牛骨粉汤。诺瓦克样病毒（NLVs）是非细菌性急性肠胃炎的重要病原体，可通过多种途径传播，如人直接接触传播、食物性传播（多生食海产品）、水源性传播等，可致呕吐、恶心、头痛、腹泻、腹痛等症状。

（二）龋齿

龋病是在以细菌为主的多种因素影响下，牙体硬组织发生慢性进行性破坏的一种疾病。龋病是幼儿常见病和多发病，乳牙龋齿与年轻恒牙龋齿的临床表现及治疗各有其特点。乳牙在萌出后不久即可患龋，1 岁后龋患率直线上升，7 ～ 8 岁时达到高峰。据第三次全国口腔健康流行病学调查结果：5 岁幼儿乳牙龋患率达 66%，龋均 3.50，而未治疗率达 97.1%。年轻恒牙是指新萌出、在形态和结构上尚未形成和成熟的恒牙。恒牙开始萌出后，恒牙龋患率开始升高。第三次全国口腔健康流行病学调查结果显示，12 岁儿童龋患率为 28.9%。

1. 细菌

细菌在龋齿发病和发展过程中起重要作用。致龋细菌种类很多，最主要的是变形链球菌和乳酸杆菌。这些细菌与唾液中的黏蛋白和食物残屑混合在一起，黏附在牙齿表面和窝沟中。这种黏合物称为牙菌斑或菌斑。菌斑中的大量细菌使食物残屑或糖发酵产酸，造成菌斑下面的釉质表面脱矿溶解，形成龋洞。

2. 饮食

食物中含有大量的碳水化合物和蔗糖，这些物质既供给菌斑中细菌活动的能量，又通过细菌代谢作用使糖酵解产生有机酸，长期留在牙表面和窝沟中，使釉质脱矿而被破坏。在牙齿发育时期，营养决定牙齿组织的结构，矿化良好的牙齿抗龋性高。如果食物中含有的矿物盐、维生素和微量元素，如钙、磷、维生素 B1、维生素 D 和氟等不足，牙齿的抗龋性就会较低，容易发生龋病。

3. 宿主

包括牙齿和唾液。牙的形态、结构和位置与龋齿发病有明显的关系。牙齿的窝沟是发育过程中留下的缺陷，深窝沟内容易滞留细菌和食物残屑，且不易清除。矿化不足的牙齿，釉质和牙本质的致密度不高，抗龋性低，容易患龋。

唾液是牙齿的外环境，起着缓冲、冲洗、抗菌或抑菌等作用。量多而稀的唾液可以洗涤牙齿表面，减少细菌和食物残屑堆积。量少而稠的唾液易于滞留，会助长菌斑形成和黏附在牙齿表面上。

（三）肥胖症

肥胖症一般是指体内脂肪积聚过多，体重超过按身长计算的平均标准体重的 20%。肥胖症分三种：体重超过 20% ～ 29% 为轻度肥胖，超过 30% ～ 49% 为中度肥胖，超过 50% 为重度肥胖。肥胖儿童一般会在生活中表现出食欲极好，总感觉吃不饱，喜食油腻、甜食，懒于活动，体态肥胖，皮下脂肪较厚，面颊、肩部、乳房、腹壁脂肪积聚明显。

肥胖症的病因迄今尚未完全明确，一般认为与下列因素有关。

1. 遗传因素

内分泌、遗传代谢性疾病是幼儿发生肥胖的危险因素，所以应首先到医院进行相关检查，排除患有某些疾病的可能。正常人体具有中枢能量平衡调节功能，体重控制相对稳定。如果调节功能失衡，机体摄入过多，超过需求，就会引起肥胖。如果是患病引起的原发性疾病，应根据医生的诊断及时进行治疗。

肥胖症有一定的家族遗传倾向。双亲肥胖，子代 70% ～ 80% 出现肥胖；双亲之一肥胖，子代 40% ～ 50% 出现肥胖；双亲均无肥胖，子代仅 1% 出现肥胖。单卵孪生者同病率极高。

2. 营养过度

营养摄入过多，导致摄入的热量超过消耗量，多余的热量就会以甘油三酯的形式储存于体内。孕妇在妊娠后期摄入过多营养，是幼儿以后发生肥胖的诱因；婴儿出生后喂养不当，过度喂养和进食，也容易导致婴幼儿发生肥胖；不良的生活习惯，比如膳食结构不合理，太早喂婴儿高热量的固体食物，使体重增加太快，也可导致肥胖症。

3. 缺乏活动

幼儿一旦形成肥胖，由于行动不便，更不愿意活动，以致体重日增，形成恶性循环。某些疾病如瘫痪、原发性肌病或严重智能落后等，导致活动过少，消耗热量减少，也是发生肥胖症的重要原因。

4. 心理因素

心理因素在肥胖症的发生上起重要作用。情绪创伤或心理障碍如父母离异、丧父或母、虐待、溺爱等，可诱发胆小、恐惧、孤独等，造成不合群，少活动或以进食为自娱，从而导致肥胖症的发生。

(四) 喂养困难

常见的幼儿喂养困难多为母亲认为有"问题"的情况，程度较轻，少数幼儿可能存在器质性原因。目前多认为喂养困难或障碍是指固体食物或流质食物在口腔处理阶段发生异常，包括喂养进食技巧不成熟、挑食、食欲低下及拒食。

1. 食物因素

食物来源、品种、搭配与制作不当可致喂养问题。如食物量及种类不当、摄入不足或搭配不均衡。食物品种、质地与幼儿发育年龄不符合可出现"挑食"或"拒食"现象。

2. 幼儿特点

（1）气质。不同气质类型的婴幼儿有不同的进食行为，如困难型气质幼儿难以抚养，易出现进食行为问题。

（2）进食技能发育不良。婴幼儿延迟学习新进食技能，导致进食技能发育延迟，可能出现不同程度的进食困难。此外，因咀嚼、吞咽功能差，幼儿也会出现"挑""偏"食细软食物，拒绝质地较硬或较长食物的现象。

（3）不良进食经历。在疾病情况下进餐时曾有过疼痛、恶心等症状经历的幼儿进食时会有不愉快的记忆，即使病愈后也可能发生食欲缺乏和厌食行为。部分幼儿因有插管、喉镜等治疗操作的记忆，进食时可能会出现拒食现象。

（4）器质性疾病。幼儿患有急、慢性疾病时可能造成喂养困难，重者甚至发生喂养障碍。

3. 喂养互动不良

进餐时幼儿与家长的互动与态度影响幼儿进食的效果，如家长能理解幼儿进餐与自我择食的意愿可促进幼儿顺利进餐。若家长仅注意幼儿营养，强迫幼儿进食，则进食将成幼儿的负担并诱发焦虑。

家长的喂养方式及态度受文化背景、家长及幼儿的特点等方面的影响。除应答型喂养互动模式外，控制型、溺爱型和忽视型均为不良互动模式。

（五）食物过敏

食物过敏是由免疫学机制介导的食物不良反应，即食物蛋白引起的异常或过强的免疫反应，可由 IgE 或非 IgE 介导。正确诊断食物过敏需要合理选择测试方法，口服食物激发试验是确诊食物过敏的"金标准"。对于食物过敏的治疗，目前主要包括严格回避过敏原和对症处理两种方法。

1.幼儿食物过敏原因

幼儿食物过敏反应主要抗原物为糖蛋白，食物抗原对热与酶的反应较稳定，物理处理可在一定程度上减少免疫原性，如加热和加压。从理论上说，食物均可诱发过敏，但90% 的婴幼儿食物过敏与鸡蛋、大豆、小麦、花生等食物有关（见表 6-2），多数国家显示鸡蛋和牛奶是儿童食物过敏最常见的过敏原。2 种蛋白质的氨基酸序列部分相同或者结合特定抗体的三维构象相似时可出现交叉反应。

表 6-2　与儿童年龄相关的常见食物过敏原

食物	婴幼儿	年长儿	严重过敏反应
牛乳、羊乳	●		●
鸡蛋	●		●
大豆	●		
花生	●	●	●
坚果		●	●
小麦	●		
鱼		●	
贝类（虾蟹、龙虾、牡蛎、扇贝）		●	●
水果		●	●
蔬菜		●	●
籽类（棉籽、芝麻）		●	●
香料		●	

2.食物过敏发病机制

幼儿对食物过敏主要是肠道对食物的免疫反应、摄食后正常免疫反应以及食物过敏免疫反应。食物过敏反应类型见表 6-3。

表 6 - 3　食物过敏反应类型

器官、系统	IgE 介导 / 速发型 （30 ～ 60 分钟出现症状）	IgE 和非 IgE 介导	非 IgE 介导 / 迟发型 （数小时或数天发生）
皮肤	荨麻疹、血管水肿、严重过敏反应。	特应性皮炎。	疱疹样皮炎。
消化系统	口周过敏综合征、胃肠病。	嗜酸性细胞增多性食管炎、胃肠炎。	直肠炎、直肠结肠炎、小肠炎、腹腔疾病。
呼吸系统	鼻炎、结膜炎、支气管痉挛。	哮喘。	含铁血黄素沉着病（与牛奶特异 IgG 有关）。

3.食物过敏的表现

（1）IgE 介导食物过敏。

1）皮肤：50% ～ 60%IgE 介导的食物过敏患儿出现皮肤症状。通常摄入食物蛋白后几分钟至 2 小时发生，表现为瘙痒、潮红、泛发性荨麻疹、口周或眼周的血管性水肿或红斑，严重时伴有呕吐、腹泻、腹绞痛、呼吸困难、喘息、低血压甚至过敏性休克的全身反应。

2）消化系统：几乎所有消化道症状均可以在食物过敏中出现且无特异性，如拒食、呕吐、腹痛、慢性腹泻、便秘、胃肠道出血等。

3）呼吸系统：鼻痒、流涕、慢性咳嗽和喘息等症状，但多不独立出现。牛奶蛋白过敏可引起年幼儿童发生过敏性肺部疾病，主要特征为反复的肺部浸润伴慢性咳嗽，但并不多见。

4）严重过敏反应：临床上将症状累及两个系统以上者称为严重过敏反应。病情进展迅速，常累及心血管系统，出现血压下降及心律失常等症状，严重者可出现过敏性休克或死亡。临床上约 50% 的过敏性休克患者与食物过敏有关。

5）其他：年长儿童可能出现偏头痛、烦躁等主观症状，严重食物过敏可继发贫血、营养不良、生长迟缓等。

（2）非 IgE 介导食物过敏。

症状发生于摄食后一小时的又称为迟发型超敏反应。非 IgE 介导的食物过敏也可出现一系列症状，但以胃肠道和皮肤表现最常见（见表 6-4）。消化道症状与乳糖不耐受的临床表现相似，如恶心、腹胀、肠道不适及腹泻等，易误诊。迟发型食物过敏可表现环咽肌痉挛、胃食管反流、过敏性嗜酸性粒细胞性食管炎、幽门狭窄、小肠结肠炎综合征、肠病、胃肠炎及直肠结肠炎、便秘及肠易激综合征等多种胃肠道病症。迟发型食物过敏有恶心、呕吐、腹痛、腹泻等胃肠道症状，慢性迟发型食物过敏，临床表现有吸收不良、体重下降及生长发育迟缓等。

表6-4　非IgE介导食物过敏

类型	小肠结肠炎症综合征。	肠病。	直肠结肠炎。
症状	生长迟缓、精神萎靡、腹泻、呕吐、休克。	吸收不良、黏膜萎缩、腹泻。	血便、无全身表现。

三、社会心理健康问题

（一）抽动障碍

抽动障碍又称抽动症，是一种起病于儿童和青少年期，以快速、不自主、突发、重复、非节律性、刻板、单一或多部位肌肉运动抽动或（和）发声抽动为特点的一种复杂的、慢性神经精神障碍，为儿童常见行为障碍，主要表现为注意力不集中、多动、冲动等行为，常伴有学习困难，但智能正常或接近正常。男孩发生率明显高于女孩。常用评定量表有Conners儿童行为问卷和Achenbach儿童行为量表等。

（二）学校恐怖症

幼儿因情绪特别是焦虑、恐惧和抑郁等导致入园发生困难，并出现回避上学的心理疾病称为学校恐怖症，是恐怖症的一种特殊类型。学校恐怖症是幼儿较常见的行为问题之一，与环境密切相关。

1.家庭因素

婴儿期依恋障碍易使婴儿出现分离性焦虑和发展为学校恐怖症。家长在初送幼儿上幼儿园时，如果表现出焦虑不安和过分担心的情绪，易对幼儿产生投射作用，演化为幼儿自身的焦虑与恐惧。少数来自不良家庭环境的幼儿也易患学校恐怖症。

2.自身素质

性格胆小、行为退缩的易感素质幼儿易发生学校恐怖症，表现为过分拘谨、喜好他人表扬、任性、不善交友、固执等。部分幼儿因家长期望过高，对他人的评价敏感，一旦在幼儿园遭受挫折往往会出现感觉受到伤害而拒绝上学的现象。

（三）孤独症

孤独症（autism），又称自闭症，是广泛性发育障碍的代表性疾病。幼儿孤独症的患病率为2/万～5/万，男孩多于女孩，男女比例约为（3～6）∶1。

1. 病因及临床表现

目前对孤独症的神经解剖及神经生化机制的理解尚处于早期阶段，但遗传是导致孤独症发生的一个重要因素的认识则是明确的。

2. 诊断

幼儿孤独症的诊断标准如下：在下列（1）（2）（3）项中，至少有7条，且（1）项至少有2条，（2）（3）项至少各有1条。

（1）人际交往存在质的损害（至少2条）：

1）对集体游戏缺乏兴趣，孤独，不能对集体的欢乐产生共鸣。

2）缺乏与他人进行交往的技巧，不能以适合其智能的方式与同龄人建立伙伴关系，如仅以拉人、推人、搂抱等行为与同伴交往。

3）自娱自乐，与周围环境缺少交往，缺乏相应的观察和应有的情感反应（包括对父母的存在与否亦无相应反应）。

4）不会恰当地运用眼对眼的注视，以及用面部表情、手势、姿势与他人交往。

5）不会做扮演性游戏（如不会玩"过家家"等）。

6）当身体不适或不愉快时，不会寻求同情和安慰，对别人的身体不适或不愉快也不会表示关心和安慰。

（2）言语交流存在质的损害，主要为语言运用功能的损害（至少1条）：

1）口头语言发育延迟或不会用语言表达，也不会用手势、模仿等与他人沟通。

2）语言理解能力明显受损，常听不懂指令，不会表达自己的需要和痛苦，很少提问，对别人的话也缺乏反应。

3）学习语言有困难，经常有回声样言语。

4）经常重复使用与环境无关的言辞或不时发出怪声。

5）有言语困难的患儿，不能主动与人交谈，难以维持交谈及简单应对。

6）言语的声调、重音、速度、节奏等方面异常，如说话缺乏抑、扬、顿、挫，言语刻板。

（3）兴趣狭窄、活动刻板、重复、坚持环境和生活方式不变（至少1条）：

1）兴趣局限，常专注于某种或几种行为，如旋转的电扇、固定的乐曲、广告词、天气预报等。

2）活动过度、来回踱步、奔跑、转圈等。

3）拒绝改变刻板重复的动作或姿势，否则会出现明显的烦躁和不安。

4）过分依恋某些气味、物品或玩具的一部分，如特殊的气味、一张纸片、光滑的衣料、汽车玩具的轮子等，并从中得到满足。

5）强迫性地固定于特殊而无用的常规或仪式性的动作或活动。

四、意外伤害

意外伤害是指意想不到的、突然发生的事件导致幼儿受伤或死亡，包括各种物理、化学和生物因素。意外伤害是幼儿期面临的严重健康问题之一，多数伤害发生在可预见的高危环境中，同时也存在于攻击和自我伤害中，所以现在统称为"伤害"。各国调查结果显示，幼儿常见伤害的原因有车祸、跌落、烧伤、溺水等。我国幼儿伤害造成死亡的主要原因是窒息，其次是中毒和跌伤；1～4岁幼儿的首位伤害原因是溺水、溺粪，其次是交通伤害。幼儿伤害已成为全球日益严重的公共健康问题。

（一）幼儿发育水平

幼儿的发育水平与发生伤害的类型有关，见表6-5。

表6-5 幼儿发生伤害的类型

年龄	伤害的类型
<1岁	在床上或其他地方扭动易让头部或身体卡住；易发生食物窒息、中毒、碰伤、烫伤；易摔下或触摸危险物品致窒息；对成人要求避免意外的语言缺乏反应。
1～3岁	单独玩发生溺水、跌倒；触摸危险物品致窒息、碰伤、烫伤；参与危险活动。
3～4岁	在游乐场所易发生摔倒，让头部或身体受伤；想自己参与危险活动，或与其他幼儿爬高、在街上跑；抚养人降低照顾警惕性发生意外。
5岁以上	在游乐场所易发生摔倒，让头部或身体受伤；试图自己做更危险的活动，或与其他幼儿爬高、在街上跑；对新情况缺乏危险判断；对运动缺乏经验，不适当的活动可导致伤害（如头部受伤、骨折）。

（二）环境因素

易发生伤害的环境因素主要有公路交通、摔跤、水、火、有毒物、动物，一般为多因素并存。比如幼儿摔落的高危环境有楼梯、窗户、游乐区、自行车等。

幼儿其他常见疾病

第二节 幼儿健康问题改进指导

一、感染性健康问题改进指导

幼儿感染性疾病的预防主要从幼儿、家长和幼儿集体机构三个方面进行管理。

（一）幼儿

幼儿保健工作者应教育家长注意培养幼儿良好卫生习惯，经常对其进行基础卫生教育。

1. 常洗手

因手经常接触各种物品，可携带各种病原体，因此要特别注意教育幼儿餐前、便后、触摸其他人的手或动物后，需仔细用清洁液或肥皂流水洗手20秒。养成经常洗手的习惯可避免很多疾病发生，这是简单、易行、有效的传染病预防措施。

2. 掩嘴咳嗽或打喷嚏

发生疾病时咳嗽或打喷嚏喷出的飞沫会携带病菌，应教育幼儿咳嗽或打喷嚏时用手绢或衣物遮掩口鼻，避免飞沫传播病菌。

（二）家长

家长是幼儿的第一任教师和榜样，应以身作则培养幼儿良好的卫生习惯。家长需学习有关幼儿传染病科普知识，帮助照顾患病幼儿，保持家庭环境安全与卫生。一旦幼儿出现传染病的可疑症状与体征，应及时与社区防疫工作者联系。

（三）幼儿集体机构

1. 预防策略

（1）教育幼儿洗手，及时清洁玩具。

（2）定期对幼儿衣物进行清洁与消毒。

（3）加强食品安全教育与检查。

（4）学习和掌握排除幼儿传染病的基本知识，及时报告疫情。

2. 相关护理知识与能力培训

幼儿集体机构保健工作者可参考相关培训资料，学习幼儿传染性疾病早期症状与体征，提高识别传染病早期症状的能力，避免疾病流行；对幼儿集体机构保健人员进行有关幼儿传染病护理知识方面的培训，如测量体温，物理退热，按医生处方定时给幼儿服药，观察药物副作用等。

3. 开展晨间检查

幼儿集体机构保健人员应坚持每日早晨进行常规健康观察，筛查早期患传染病的幼儿，尽早隔离观察，避免病情加重和传染他人。晨间健康检查重点内容如下：

（1）幼儿精神状态及行为改变。

（2）皮疹、瘙痒。

（3）发热（测量体温）。

（4）幼儿自诉疼痛或不适。

（5）其他症状（流泪、流涕、呕吐、腹泻等）。

二、非感染性健康问题改进指导

（一）食品安全指导

世界卫生组织对于预防食源性疾病曾提出从 5 个方面预防公共卫生问题：预防病原菌播散；生熟分开，防止熟食被污染；烹饪时间与温度适当；储存食物温度适宜；饮用水和生食的安全。

1. 预防

（1）预防食物细菌生长。避免摄入未经巴氏消毒的奶制品；避免食用生或半熟的鸡蛋、肉类、鱼和贝壳类食物；避免食用生蔬菜；避免婴儿食用蜂蜜（因蜂蜜可能含有肉毒杆菌）；避免婴儿直接食用罐装食物，在食用罐装食物时注意食物的保存方法（见表 6-6）。

表 6-6 罐装食物的保存方法

食物状态	保存温度	食物类型	保存时间
开启后	加盖冷藏（＜4℃）	水果罐头	2～3 日
		肉类	1 日
		肉与蔬菜混合食物	2 日
未开启	按保存方法		按储藏期限

（2）预防污染。幼儿在进食前、接触宠物后，家长在接触食物前后均需要洗手；坚持用热水、厨房专用洗涤剂清洗厨房用具；肉类、禽类、海鲜类食物要与其他食物分开准备，避免交叉污染；由于婴幼儿咀嚼功能不成熟，食物的大小、形状要合理；进食时应安静，避免边走边吃或边跑边吃，以免发生窒息。可引起婴幼儿食物窒息的食物见表 6-7。

表 6 - 7　可致婴幼儿窒息的食物

食物性状	食物种类
小、硬	坚果、爆米花、干薄状点心、薯条、盐脆饼条、生胡萝卜、生豆、橄榄、苹果块、有核樱桃、玉米粒。
滑	葡萄、大块肉、硬糖、棒糖、咳嗽滴剂。
黏性	花生酱、口香糖、乳脂糖、果冻、焦糖、棉花糖、果脯、豆形胶质软糖、果脯卷。

2. 健康教育

（1）养成良好卫生习惯。养成随时洗手的习惯；给婴儿准备的食物、餐具、纸巾等可以放入餐盘，不要直接放在餐桌上；食物的准备、储存与进餐区域要分开；宠物不宜进入餐厅，尤其进餐时必须避免；垃圾应及时清理，垃圾筒每日清理干净；家长或烹饪者受伤后须戴手套接触食物与餐具或停止参与烹饪。

（2）食品的保存温度应适宜。细菌在 21℃～71℃ 的环境中繁殖速度最快，食物在此温度内存放不能超过 2 小时，所以购买食物后应迅速冷藏或冷冻，肉类、禽类食物尤其需要冷冻，如冷藏只能保存 1～2 日。

（3）幼儿餐具的清洗。使用洗碗机清洁餐具，最适宜的温度是 82℃；人工清洗需要将餐具完全浸入热水中，冲洗至少 30 秒，自然晾干。

（4）学习急救及卫生知识。鼓励婴幼儿自己进食，但旁边应有人监护，如果有意外情况发生，能及时进行简单救助；购买食物时应对其包装、标识进行仔细检查，购买经过卫生检验的食物。

（二）龋齿健康指导

预防龋齿的基本原则是针对发病因素，采取相应措施，对幼儿进行口腔健康教育。培养幼儿良好的口腔卫生习惯，需要家长的参与及主导。

1. 饮食

控制含糖饮食；多吃蔬菜、水果和含钙、磷、维生素多的食物；多吃粗糙和含纤维质的食物，减少食物残屑堆积；充分咀嚼食物，既能预防牙周组织疾病，又能摩擦牙面，减少龋齿发生。

2. 减少或消除病原刺激物

改变口腔环境，最有效的办法是引导幼儿刷牙和漱口。清除牙菌斑应从第一颗乳牙萌出开始，婴儿可由家长用湿润的纱布或指套牙刷轻轻清洁牙齿和按摩牙龈。幼儿 3 岁以后就可以开始学习刷牙，尽可能做到早晚各刷一次，饭后漱口。刷牙要顺刷，即"上牙由上往下刷，下牙由下往上刷"，"里里外外都刷到"，刷牙后要漱口。幼儿使用的牙刷毛束不超过两排，每排 5～6 束，毛质要软。

3. 局部使用氟化物

对龋齿易感幼儿，可以根据具体情况选用含氟牙膏、含氟漱口水、保护漆、含氟凝胶、含氟泡沫等措施预防龋齿。氟化方法对发育期尚未萌出的牙和已萌出的牙都有作用。氟化物可以改变釉质表面或表层结构，增强抗龋性。

4. 窝沟封闭

对于幼儿的恒牙和乳磨牙，通过窝沟封闭技术可以对其窄而深的窝沟实施早期封闭，预防窝沟龋齿的早期发生。封闭的最佳时期是牙齿完全萌出，龋齿尚未发生的时候。乳牙在 3～4 岁，第一恒磨牙在 6～7 岁，第二恒磨牙在 11～13 岁是最适宜的年龄。

5. 定期口腔检查

建议学龄前幼儿每 3 个月进行一次口腔检查，学龄儿童每 6 个月进行一次口腔检查。

总之，当前还没有一种能够预防龋齿发生的最有效的单一方法，因此预防龋齿要防治结合，有计划地开展口腔保健工作。

（三）幼儿单纯性肥胖指导

通过相关检查，排除幼儿遗传、内分泌代谢性疾病。如果幼儿因为运动量不足并存在行为偏差等导致单纯性肥胖，就需要在饮食、身体活动、行为管理三个方面进行控制。

控制单纯性肥胖的婴幼儿体重，需要家长积极配合。在行为矫正过程中，家长对自身不良行为的矫正是十分重要的。

1. 监测体重增长情况

不能采用饥饿、药物等影响幼儿健康的减重措施，而要运用适当方法控制幼儿体重的增长速度，可以每月测量一次体重，每 3 个月测量一次身长，监测体格生长情况。

2. 调整膳食结构

采用行为疗法改变不良的饮食行为，培养健康的饮食习惯，避免过度进食，具体措施如下：

（1）每天正常进餐，多蔬菜少肉类，不吃油炸及高热量低营养的食物。

（2）进餐时不能看电视或做其他事情，父母尽量与幼儿共同进餐，细嚼慢咽。

（3）主食宜粗细搭配，吃饭不配饮料，饭后 1 小时内不进食任何液态食物。

（4）限制吃零食，用水果代替甜食及饮料。

（5）每餐不吃太饱，八分饱即可，两餐间多喝白开水或选用低热量食物加餐。

（6）饭后漱口，适当走路活动。

3. 合理的身体活动

引导幼儿养成良好的运动习惯和生活方式，多进行户外活动，减少静坐不动的时间，增加能量消耗。比如每天坚持半小时以上户外活动；周末家人一起短途旅游或进行球类活动等。

总之，家长应及时鼓励幼儿的健康行为，通过积极正面的引导，帮助幼儿树立健康观念，养成健康的生活和行为习惯。

(四) 喂养困难指导

多数幼儿喂养困难具有暂时性，轻者随年龄增长逐渐恢复正常，3%～10% 的程度较重，持续存在者可出现生长发育迟缓、营养不良、语言发育迟缓等问题。单纯喂养行为问题幼儿，经合理干预治疗后可矫正。由受过训练的临床医生对抚养者进行教育是幼儿喂养成功的必要条件。

1. 喂养者的责任

家长应学习应答型喂养方式，以有效区分不同角色应承担的责任。如家长可决定幼儿的进食地点、时间及食物，判断幼儿进食情况；家长设定进食规则、进行进餐示范、正面谈论食物，对幼儿在进餐过程中的饥饿和饱足信号及时反馈。由幼儿根据自身饱足及饥饿循环决定吃不吃，吃多少。

2. 进食基本规则

家长应了解儿童进食基本规则。包括控制进食时间、良好的就餐环境及培养幼儿进食技能等。家长对生长正常的幼儿，重点关注饮食行为问题，不宜过度焦虑或采取强迫进食方式。

（1）避免进食时用电视、电话、玩具等方式分散幼儿注意力。

（2）家长对幼儿就餐情况保持中立态度。

（3）进食规律、促进食欲。限制就餐时间在 20～30 分钟，每日坚持 4～6 餐，餐间适量饮水。

（4）为幼儿提供的食物的种类及质地要与其年龄相符。

（5）给小婴儿逐渐引入新食物，每次尝试 8～15 次。

（6）鼓励较大的婴儿及幼儿自己进食，包括抓食。

3. 进食技能训练

进食技能训练是减少喂养困难发生的有效方法之一。家长应在关键时期给婴幼儿充分的机会发展进食技能，包括适当的口腔刺激，增加口腔运动力量及协调性，改善肌肉张力和姿势控制。选择不同形状、大小的奶瓶或杯子有利于不同进食能力的幼儿摄入液体食物，如乳类食物。

（五）食物过敏健康指导

食物过敏主要通过饮食管理、药物对症治疗、健康教育等几个方面来进行干预。

1. 饮食管理

（1）完全回避致敏食物。这是目前治疗食物过敏唯一有效的方法。牛奶蛋白过敏需采用低敏配方乳。鸡蛋、大豆、花生、坚果及海产品等食物过敏者可用其他食物替代。多食物过敏幼儿可选用低食物过敏原饮食，如谷类、羊肉、黄瓜、菜花、梨、香蕉、菜籽油等。同时密切观察摄食后反应，避免其他少见的食物过敏发生。严格回避致敏原因包括回避食物标签中所有的相关成分。

（2）食物替代品。

1）人乳喂养婴儿。多因母亲摄入牛奶制品致牛奶蛋白过敏。建议母亲回避牛奶制品，若症状缓解，可继续人乳喂养，但哺乳母亲需补钙。若母亲回避牛奶制品不能缓解中、重度过敏症状，则应采用低敏配方喂养。

2）配方乳喂养婴儿。可选用低敏配方乳喂养（氨基酸配方乳或深度水解蛋白配方乳）。氨基酸配方乳不含牛奶蛋白，是牛奶过敏婴儿理想的食物替代品。深度水解蛋白配方乳是采用工业方法将牛奶蛋白处理成短肽或部分氨基酸，但仍残留有少许免疫原性，约10%的婴儿不能耐受。深度水解蛋白配方乳口感较氨基酸配方乳好、价格略低，家长依从性较好，故各国指南均建议首选深度水解蛋白配方乳，其次为氨基酸配方乳。过敏症状严重但非IgE介导食物过敏者建议首选氨基酸配方乳（要素饮食）。羊奶与牛奶交叉过敏，不建议采用羊奶替代牛奶。

2. 药物对症治疗

回避致敏食物的同时，如症状严重需转皮肤科、呼吸科、耳鼻咽喉科及消化科对症治疗。食物蛋白诱发的严重过敏反应危及生命，需迅速处理。

多数食物过敏患儿预后良好，随年龄增长有自愈趋势（见表6-8）。

表6-8 食物过敏自然病程

过敏食物	症状出现年龄	耐受年龄
鸡蛋白	6～24月龄	7岁（75%缓解）
牛奶	6～24月龄	5岁（76%缓解）
花生	6～24月龄	持续（20%在5岁缓解）
坚果	1～2岁、成人	持续（20%在7岁缓解）
鱼	年长儿、成人	持续
甲壳类	成人（60%）	持续
小麦	6～24月龄	5岁（80%缓解）
大豆	6～24月龄	2岁（67%缓解）
猕猴桃	任何年龄	
苹果、桃、胡萝卜	年长儿、成人	

3.健康教育

（1）定期随访。随着幼儿年龄增长，食物过敏有消退趋势，有过敏性休克家族史或严重食物过敏症状的幼儿的饮食回避时间应延长。

（2）营养教育。家长应学习营养知识，学习阅读食品标签，减少幼儿接触致敏食物的机会。治疗过程中，医生、营养师与家长共同监测幼儿体格发育及营养状况，及时调整饮食治疗方案，避免发生营养不良。

（3）风险教育。家长与食物过敏幼儿应了解严重过敏反应的后果，曾发生严重过敏反应的幼儿宜随身备有救助卡片，便于紧急情况的及时处理。

三、社会心理健康问题改进指导

（一）抽动障碍预防及指导

以心理行为结合药物治疗，幼儿、家长和学校应同时参与干预。心理行为治疗是短暂性抽动障碍、轻度慢性抽动障碍的主要治疗方法，也是严重抽动障碍综合治疗的一个方面，对药物治疗起辅助作用。

1.心理治疗

心理支持通过进行支持性心理咨询，使幼儿了解疾病的性质，减少因疾病而产生的自责，正确处理同伴关系，理性面对同伴的误解和嘲笑。这不仅是针对幼儿，对家庭和学校的干预同样重要。心理咨询可缓解家长焦虑、紧张的心情。

2. 家庭教育

家长应了解疾病的特征，认识到幼儿是因疾病而产生了问题行为，自我缓解担心和焦虑的心情，避免过度关注幼儿的抽动行为。此外，调整生活方式，密切观察和耐心等待抽动症状的消失通常是有效的方法。

3. 学校干预

学校老师向同学宣传抽动障碍基本知识，包容和关心抽动障碍幼儿。因患病而影响学习的幼儿，应适当减轻负担，鼓励幼儿参加正常的学校生活，帮助其维持正常的伙伴关系，提高自尊心。

4. 行为治疗

年龄较大的幼儿可通过行为治疗进行干预，主要的做法包括：习惯方向训练、密集练习、放松训练、自我监察、认知行为治疗、生物反馈训练、自信心训练等。

（二）学校恐怖症预防及指导

1. 认知行为疗法

认知行为疗法为主要治疗方法，效果较好，具体方法包括系统脱敏法、阳性强化法、认知重组法、暴露疗法和心理剧疗法等。其中，暴露疗法和认知重组法可提高幼儿社交技巧，减少社交焦虑，改变歪曲的认知，帮助幼儿返校。此外，若由学校应激事件引发，治疗者和幼儿父母应与校方沟通协调，尽可能避免和减少学校方面的诱因。

2. 家庭配合

家庭配合是治疗成功的关键因素。幼儿保健医生可帮助父母认识幼儿学校恐怖症产生的原因，尽可能消除家庭环境或家庭教育的不良因素，减少"上学"对幼儿的刺激，逐渐减轻幼儿心理压力，如多与幼儿交流各种话题，可让幼儿参与家务，在家活动不过多干涉，但要求幼儿生活规律（就餐、睡眠等）。当幼儿主动讲述学校生活时家长应仔细聆听，带领幼儿到学校附近玩耍；常与老师联系，聆听老师的建议，互通幼儿在校与在家情况，缓解幼儿情绪。

（三）孤独症预防及指导

1. 教育实施

对幼儿孤独症最基本的干预是采取教育措施。教育计划的制订应是个性化的，要因人而异。强化早期干预可减少患孤独症的幼儿的不适当和刻板的行为，增强他们参与社会性游戏活动的兴趣，培养他们自我服务的意识，并促进其语言和非语言交流技能的发展。

2. 行为治疗

行为治疗又称行为矫治，其目的在于减少幼儿病态行为，如攻击行为、自伤、刻板行为等，增加其社会化行为。在行为治疗中，对幼儿行为的塑造总是分成小步骤进行，并对每一步设定的行为给予强化，从易到难，逐渐至更复杂和更抽象的技能学习。

3. 语言治疗

使孤独症幼儿更有效地交流是治疗中的一个主要目标。即使有些幼儿不可能说话，治疗也能帮助幼儿学习使用非语言的交流方式。对可以进行语言交流的幼儿，治疗将帮助他们在实际生活中有效地使用各种不同的语言方式进行社会交往。

4. 家庭支持

家庭支持主要包括对父母的咨询，组织这类患儿的父母小组，提供一些手册或书籍，使父母懂得如何应对幼儿，给予父母情绪上的支持。为了更好地鼓励幼儿，应当帮助家庭理解孤独症的性质，以及幼儿独特的行为、发育上的优势与弱点，使父母学会一些具体的方法和适应性技能。

5. 药物治疗

对有行为紊乱、刻板行为、尖叫等症状的患儿可以使用抗精神病药物中的氟哌啶醇、奋乃静、氯丙嗪等。对严重攻击行为、冲动、活动量较多、自伤行为患儿可使用卡马西平、纳曲酮等药物治疗，前者对伴有癫痫发作的患儿效果更好。对存在注意力不集中、活动一刻不停的患儿可试用中枢神经兴奋剂。[①]

四、幼儿意外伤害的预防及指导

研究伤害的主要目的就是预防伤害的发生并且减低伤害的严重程度。在伤害发生前，阻断伤害可能发生的所有环境，是最有效的手段。

（一）意外伤害的三级预防

1. 一级预防

通过减少能量传递或暴露的机制来控制或消除导致伤害发生的危险因素。比如交通安全法律，游泳池周围的栅栏，有毒物品的安全盖等都属于一级预防措施。

---

① 江载芳，申昆玲，沈颖. 诸福堂实用儿科学［M］. 北京：人民卫生出版社，2015.

（1）健康教育。对幼儿开展伤害预防健康教育，提高幼儿对伤害预防的意识，加强自我保护。比如进行防火、交通安全、防电和防溺水等的专题教育，可以降低这些伤害易发人群的暴露危险。

（2）健康促进。通过各种渠道和途径，教育、指导和帮助幼儿及家长加强自我保健的能力和促进行为的改善，以预防和减少伤害的发生。

2. 二级预防

目的是当伤害发生时，降低伤害的程度。比如轮滑的头盔及护具、安全带、救生衣等都是二级预防物品。需要注意的是，二级预防措施并不能够减少所有伤害的程度。例如头盔对降低头部损伤非常有效，但对于身体其他部位的损伤则缺乏保护作用。

3. 三级预防

目的是当伤害发生后，通过采取一定的措施，控制伤害的结果。现场紧急救助、心肺复苏、康复等均属三级预防。

（二）Haddon 伤害预防的十大策略

美国原国家公路交通安全局负责人威廉姆·哈德逊（William Haddon）在伤害的预防与控制方面做了大量研究，提出了预防与控制伤害发生和减少死亡的十大策略。

1. 预防危险因素的形成

比如禁止生产有毒、致癌的玩具；禁止生产和出售具有危险性的婴幼儿车辆；禁止进口或销售潜在有害物质；在生产对人体健康存在重大安全隐患的物品时，同步建立防护措施等。

2. 减少危险因素的含量

如为了预防车祸，限制车辆的速度；限制幼儿使用武器；降低涂料中铅的含量等。

3. 防止或减少危险因素的释放

使用儿童安全药物容器盛放药物；防止儿童误食药物引起中毒；建议幼儿食用巴氏消毒奶；改进幼儿车辆刹车系统的灵敏性等。

4. 减少危险因素释放率及空间分布

减缓危险因素的释放速度，如降低初学者滑雪的坡度。玩轮滑时骑手戴安全帽和护具，婴幼儿乘车出行使用儿童安全座椅等。

5. 从时间和空间分离危险因素与易伤害者

比如繁忙公路建步行道，行人走人行道，快车、慢车车道分开等；戴安全帽，穿防护服，穿防护背心，戴拳击手套等。

6. 利用屏障分离危险因素与易伤害者

比如用绝缘物把电缆与人隔开。

7. 减少危险因素的危险性

改变危险因素的基本性质，如家庭或园所使用圆角家具；幼儿活动场所突出的尖锐器件应改成钝角或软体，以防触及人体导致伤害等。

8. 增加对危险因素的抵抗力

比如提高建筑物的加固标准；增强幼儿对危险因素的抵抗力，平时加强体育锻炼，增强体质，以降低意外伤害的程度等。

9. 快速处理伤害的反应能力

对已造成的损伤提出有针对性的应对措施。比如拨打急救电话；会使用灭火器和火灾预警系统、电源截断系统等；让急救中心派车及时将受伤者运走，实施抢救措施，减少残疾率和死亡率。

10. 有效进行急救治疗和康复治疗的能力

改善医疗及康复条件，发生伤害后，现场及时进行医疗急救和合理医疗，做好后续康复治疗工作。

五、幼儿急救处置实训

案例：某医院接收一名 5 岁男童，因吸食一颗 3cm 的果冻导致窒息，入院时呼吸和心跳停止约 50 秒。随后医生立即进行气管插管，将果冻吸出，经过一系列抢救，包括心肺复苏、气管插管、使用药物等，心跳虽然恢复，但是因窒息时间过长引发脑缺血导致脏器功能出现衰竭，男童最终还是没有抢救过来。此事件让人感到悲痛，也令人警醒。

急救相关知识

（一）异物堵塞气道诊断与急救

1. 实训目的

无论是婴幼儿还是成人，都有可能面临被异物堵塞呼吸道导致窒息的危险情况。一旦呼吸道被堵塞，每分每秒都面临着死亡，这时候去医院已经来不及了。此时及时进行诊断和急救，对于成功挽救生命至关重要。

2. 实训重难点

异物堵塞气道的识别，准确熟练掌握施救方法。

3. 计划与实施

实训计划与实施内容见表 6 - 9。

表 6 - 9　实训计划与实施内容

课程名称	幼儿健康评估与指导	项目名称	异物堵塞气道诊断与急救
实训时数	2	实训类型	综合性
实训用物	人体模型、海绵垫。		
教学内容、教学过程和时间分配			

一、讲解本次实训安排（5 分钟）

示范 → 回忆并模拟 → 分组练习 → 评价总结

二、示教操作步骤，讲解操作重点及注意事项（20 分钟）

（一）异物堵塞气道的诊断标准

1. 婴儿异物堵塞气道识别：

（1）面色潮红：婴儿可出现面色潮红，继而出现青紫或苍白。

（2）呼吸困难：婴儿突然出现呼吸急促、鼻翼扇动，吸气时肋间和剑突下凹陷等症状。

（3）不能发声：婴儿不能咳嗽，无法发出哭声。若婴儿出现意识丧失、呼吸心跳停止，请参考心肺复苏急救措施。

2. 幼儿异物堵塞气道识别：

（1）无法呼吸或者呼吸极其费力（观察肋骨间和锁骨上是否有明显凹陷），不能正常说话或者根本没法说话。

（2）呼吸作响。

（3）无法正常咳嗽。

（4）指甲和嘴唇呈蓝色或灰色，脸色浅灰（因为缺氧导致）。

（5）双手捂着脖子（窒息的普遍症状）。

（6）失去意识。

（二）操作流程

1. 5 次拍背法：

将婴幼儿的身体置于施救者前臂上，头部朝下，施救者用手支撑婴幼儿头部及颈部。用另一只手的掌根在婴幼儿背部两肩胛骨之间拍击 5 次。

2. 5 次压胸法：

经上述方法堵塞物仍未排出，实施 5 次压胸法。婴幼儿平卧，面向上，躺在坚硬的地面上，施救者跪下或立于其足侧；或取坐位，并使婴幼儿骑在施救者的两大腿上，面朝前，施救者以两手的中指或食指，放在婴幼儿胸廓下和脐上的腹部，快速向上重击压迫，但要刚中带柔。重复操作，直至异物排出。

（三）操作评价

1. 胸外按压方向需垂直向下；

续表

2. 按压要有节奏感，每秒 1 次，按压深度为 4cm，按压的时候，注意胸廓回弹；

3. 每次按压结束后，需要检查婴幼儿口腔内是否有异物排出。

注意：如胸外按压 5 次未见异物排出，需要背部叩击和胸外按压两个步骤反复交替操作，直到异物排出。取出异物后如果婴幼儿没有呼吸和心跳，应立即进行心肺复苏操作，直到医护人员赶到。

（四）风险预防

1. 家长应注意避免让婴幼儿接触可能造成窒息的食物或物品，如坚果、硬糖、胶冻状食物、爆米花、气球、硬币、笔帽、瓶盖、橡皮等。

2. 家长应教导其细嚼慢咽，在婴幼儿进食时避免让其大哭、大笑。

3. 家长应注意婴幼儿进食时的姿势，如避免其躺在床上吃东西。

三、分组练习（60 分钟）

学生分 10 组练习。

四、总结（5 分钟）

注意事项	1. 婴幼儿异物卡喉在临床上非常常见，而卡喉后出现的窒息可危及生命，所以需要第一时间尽可能将婴幼儿喉咙里的异物排出。 2. 不可倒背婴儿，或让其饮水、催吐，以免异物进一步卡死而造成窒息。 3. 在急救过程中，应密切关注婴幼儿的生命体征，一旦呼吸、心跳消失，要立即进行心肺复苏，直到专业医护人员赶来。

4. 操作评价

具体评价事项见表 6-10。

表 6-10　异物堵塞气道评价表

班级＿＿＿＿＿＿　　姓名＿＿＿＿＿＿　　学号＿＿＿＿＿＿　　成绩＿＿＿＿＿＿

项目	总分	技术操作要求	评分等级			得分	备注
			A	B	C		
婴幼儿异物堵塞气道的表现	30	婴儿： 面色表现；	5	3	0		
		呼吸困难表现；	5	3	0		
		不能发声表现。	5	2	0		
		幼儿： 面色、指甲、唇色表现；	5	4	0		
		窒息的症状（双手捂着脖子）；	5	2	0		
		呼吸费力表现（肋骨间和锁骨上是否有凹陷）。	5	3	0		

续表

项目	总分	技术操作要求	评分等级			得分	备注
			A	B	C		
操作流程	55	说出有几种操作方法。	5	0	0		
		5 次拍背法：	5	0	0		
		患儿摆放体位；	10	7	0		
		施救者操作手法。	10	6	0		
		5 次压胸法：	5	0	0		
		按压方向；	5	4	0		
		按压深度；	10	6	0		
		每次按压结束后是否观察异物排出。	5	0	0		
结束阶段	15	异物未排出是否需要背部叩击和胸外按压交替操作；	8	6	0		
		异物排出后无呼吸、心跳该进行哪一步。	7	5	0		
总分 100							
主考教师：			考核日期：	年	月	日	

（二）心搏、呼吸骤停诊断与急救

心肺复苏（CPR）是在心搏、呼吸骤停的情况下所采取的一种急救措施，包括胸外按压形成暂时性人工循环、人工呼吸纠正缺氧，其目的是使心脏、肺恢复正常功能，以挽救生命。

1. 实训目的

（1）科学判断心搏、呼吸骤停。

（2）熟悉心肺复苏流程和方法。

2. 实训重难点

（1）心搏、呼吸骤停的准确判断。

（2）克服心理恐惧，完成心肺复苏操作。

3. 计划与实施

实训计划与实施内容见表 6-11。

表 6-11　实训计划与实施内容

课程名称	幼儿健康评估与指导	项目名称	心搏、呼吸骤停诊断与急救
实训时数	2	实训类型	综合性

续表

实训用物	纱布、人体模型、笔、记录单、表。

教学内容、教学过程和时间分配

一、讲解本次实训安排（5分钟）

示范→回忆并模拟→分组练习→评价总结

二、示教操作步骤，讲解操作重点及注意事项（20分钟）

（一）科学判断心搏、呼吸骤停

临床表现为突然昏迷，部分有一过性抽搐、呼吸停止、面色灰暗或发绀，瞳孔散大和对光反射消失。大动脉（颈、股、动脉）搏动消失，听诊心音消失，如做心电图检查可见等电位线、电机械分离或心室颤动等。一般婴幼儿突然昏迷及大血管搏动消失即可诊断，但在上述紧急情况下，触诊不确定有无大血管搏动亦可拟诊（检查大血管搏动：婴儿触摸肱动脉，幼儿触摸颈动脉或股动脉，10秒之内作出判断）。迅速评估环境对抢救者和患儿是否安全，将心搏、呼吸骤停患儿仰卧于硬质平面上。

（二）操作流程

迅速和有效地进行CPR对于自主循环恢复和避免复苏后神经系统后遗症至关重要。CPR程序为CAB，即胸外按压（C）、开放气道（A）和建立呼吸（B）。强调黄金4分钟。

1. 胸外按压（C）。

当发现患儿无反应、没有自主呼吸或只有无效的喘息样呼吸时，应立即实施胸外按压，其目的是建立人工循环。

胸外按压方法：对于新生儿或婴儿：单人使用双指按压法（将两手指置于乳头连线下方按压胸骨，见图6-1）或使用双手环抱拇指按压法（将两手掌及四手指托住两侧背部，双手大拇指按压胸骨下三分之一处，见图6-2）。

图6-1 双指按压法　　　　　　图6-2 双手环抱拇指按压法

对于儿童：可用单手或双手按压胸骨下半部。单手胸外按压时，可用一只手固定患儿头部，以便通气，另一手的手掌根部置于胸骨下半段，手掌根的长轴与胸骨的长轴一致（见图6-3）。双手胸外按压时，将一手掌根部重叠放在另一手手背上，十指相扣，使下面手的手指抬起，手掌根部垂直按压胸骨下半部（见图6-4）。注意不要按压到剑突和肋骨。

续表

图 6-3　单手胸外按压　　　　　　　　图 6-4　双手胸外按压

按压深度：至少为胸部前后径的三分之一（婴儿大约为 4cm，幼儿大约为 5cm，青春期儿童最大不超过 6cm）。

按压频率：100～120 次/分，每一次按压后让胸廓充分回弹，双手不可在每次按压后倚靠在患者胸上，以保障心脏血流的充盈。应保持胸外按压的连续性，尽量减少胸外按压的中断（<10 秒）。

2. 开放气道（A）。

儿童尤其是低龄儿童主要为窒息性心搏骤停，因此，开放气道实施有效人工通气是儿童心肺复苏成功的关键措施之一。首先应清理口、咽、鼻分泌物、异物或呕吐物，必要时进行口、鼻等上气道吸引。

开放气道多采取仰头抬颌法：用一只手的小鱼际（手掌外侧缘）部位置于患儿前额，另一只手的食指、中指置于下颌将下颌骨上提，使下颌角与耳垂的连线和地面垂直（见图 6-5）。注意手指不要压颏下软组织，以免阻塞气道。

疑有颈椎损伤者可使用托颌法：将双手放置在患儿头部两侧，握住下颌角向上托下颌，使头部后仰程度为下颌角与耳垂连线和地面成 60 度（儿童）或 30 度（婴儿）（见图 6-6）。若托颌法不能使气道通畅，应使用仰头抬颌法开放气道。

30 度　　　　　　60 度

图 6-5　仰头抬颌法　　　　　　　　　图 6-6　托颌法

续表

3. 建立呼吸（B）。

口对口人工呼吸：此法适合于现场急救。操作者先深吸一口气，如患儿是 1 岁以下婴儿，可将嘴覆盖口和鼻。如果是较大的儿童，用口对口封住，拇指和食指紧捏住患儿的鼻子，保持其头后倾；将气吹入，同时可见患儿的胸廓抬起。停止吹气后，放开鼻孔，使患儿自然呼气，排出肺内气体。应避免过度通气。

口对口人工呼吸即使操作正确，吸入氧浓度也较低（<18%）；操作时间过长时施救者容易疲劳，也有感染疾病的潜在可能，如条件允许或医院内的急救，应尽快采取辅助呼吸的方法。迅速启动应急反应系统：如果有 2 人参与急救，则 1 人在实施 CPR 的同时，另 1 人迅速启动应急反应系统（如电话联系"120"或附近医院的急救电话）。如果只有 1 人实施 CPR，则在实施 5 个循环的 CPR（30：2 的胸外按压和人工呼吸）后，迅速启动应急反应系统，并尽快恢复 CPR，直至急救医务人员抵达或患儿开始自主呼吸。

（三）操作评价

1. 胸外按压方向需垂直向下。

2. 按压深度：按压频率为 100～120 次/分，每一次按压后让胸廓充分回弹，按压要有节奏感，按压深度至少为胸部前后径的三分之一（婴儿大约为 4cm，幼儿大约为 5cm，青春期儿童最大不超过 6cm）。

3. 清理口、咽、鼻分泌物、异物或呕吐物，必要时进行口、鼻等上气道吸引。

4. 先深吸一口气，如患儿是 1 岁以下婴儿，可将嘴覆盖口和鼻。如果是较大的儿童，用口对口封住，拇指和食指紧捏住患儿的鼻子，保持其头后倾；将气吹入，同时可见患儿的胸廓抬起。停止吹气后，放开鼻孔，使患儿自然呼气，排出肺内气体。应避免过度通气。

三、分组练习（60分钟）

学生分 10 组练习。

四、总结（5分钟）

注意事项	1. 操作时动作迅速准确。 2. 急救时注意解开患儿衣领，抽去枕头。 3. 必须将患儿置于硬质平面上。

4. 操作评价

具体评价事项见表 6-12。

表 6-12　心肺复苏评价表

班级_____　　姓名_____　　学号_____　　成绩_____

项目	总分	技术操作要求	评分等级			得分	备注
			A	B	C		
准备阶段	10	仰卧于硬质平面上。	10	0	0		

续表

项目	总分	技术操作要求	评分等级			得分	备注
			A	B	C		
操作流程	55	清除口腔分泌物；	5	3	0		
		头部摆放位置；	10	7	0		
		按压部位；	10	7	0		
		按压深度；	10	6	0		
		按压频率；	10	5	0		
		胸外按压与呼吸比；	5	3	0		
		完成 5 个呼吸。	5	2	0		
结束阶段	35	判断复苏效果：					
		触及颈动脉搏动；	7	4	0		
		观察瞳孔对光反射；	7	5	0		
		自主呼吸；	7	3	0		
		皮肤颜色；	7	5	0		
		意识。	7	4	0		
总分 100							
主考教师：			考核日期：　　年　　月　　日				

本章小结

必备知识		操作技能
1.幼儿常见健康问题的种类、成因及主要表现等基本知识； 2.幼儿常见健康问题的诊断、预防与改进指导等基本知识。	幼儿健康问题诊断与改进指导	1.感染性健康问题的诊断与指导方法； 2.非感染性健康问题的诊断与指导方法； 3.社会心理健康问题的诊断与指导方法； 4.意外伤害的预防与指导方法。

同步练习

一、名词解释

感染性疾病　食源性疾病　食物过敏　孤独症

二、简答题

1. 简述幼儿常见疾病的典型症状。

2. 简述食源性疾病的预防原则。

3. 简述幼儿孤独症的主要表现。

4. 简述幼儿意外伤害的预防措施。

三、分析讨论

1. 如何有效预防与改进幼儿肥胖症？

2. 如何正确预防与处置幼儿食物过敏问题？

3. 如何准确诊断与改进幼儿孤独症？

四、拓展学习与实践

1. 分组设计并实施一次幼儿常见感染病或非感染病社会调查，并撰写一份调查报告。

2. 分组前往相关专业幼儿保健或医疗机构，在专业人士指导下，开展幼儿常见健康问题诊治见习工作。

参考文献

[1] 黄世勋. 幼儿健康教育 [M]. 北京：中国劳动社会保障出版社，1999.

[2] 陈帼眉. 学前儿童发展与教育评价手册 [M]. 北京：北京师范大学出版社，1994.

[3] 张振华. 教育评价理论若干问题刍议 [J]. 教育研究. 1991（5）：74-77.

[4] 张立力，孙玉梅. 健康评估 [M]. 北京：人民卫生出版社，2017.

[5] Greg Payne，耿培新，梁国立. 人类动作发展概论 [M]. 北京：人民教育出版社，2008.

[6] M Rhonad Folio, Rebecca R Fewell. Peabody 运动发育量表 [M]. 李明，黄真，译. 北京：北京大学医学出版社，2006.

[7] 方丰娟，陈国鹏，戚炜颖. 幼儿心理健康评估现状和思考 [J]. 心理科学，2006（2）：493-495.

[8] 赵小乐. 幼儿心理状况的调查研究 [J]. 考试周刊（幼教天地），2016（28）：188.

[9] 李甦. 学前儿童心理学 [M]. 北京：高等教育出版社，2013.

[10] 陈帼眉. 学前儿童发展心理学 [M]. 北京：北京师范大学出版社，2013.

[11] 张劲松. 学前儿童心理健康指导 [M]. 上海：复旦大学出版社，2013.

[12] 玛拉·克瑞克维斯基. 多元智能理论与学前儿童能力评价 [M]. 北京：北京师范大学出版社，2015.

[13] 霍华德·加德纳. 多元智能新视野 [M]. 杭州：浙江人民出版社，2017.

[14] 郝和平. 幼儿成长评估手册 [M]. 北京：北京大学出版社，2016.

[15] 安东尼·L. 科马罗夫. 哈佛家庭医学全书——儿童健康手册 [M]. 合肥：安徽科学技术出版社，2017.

[16] 顾明远. 教育大辞典 [M]. 上海：上海教育出版社，1998.

［17］赵丁慧．学龄前儿童（3～6y）学习生活、习惯培养及健康状况调查分析［D］．青岛大学，2016．

［18］李全华．幼儿园环境创设［M］．杭州：浙江大学出版社，2012．

［19］简楚瑛．幼儿教育与保育的行政与政策（欧美篇）［M］．上海：华东师范大学出版社，2005．

［20］高景宏，李丽萍，王君，等．气候变化对儿童健康影响的研究进展［J］．中华流行病学杂志，2017（6），38．

［21］徐勇，杨鲁静．现代环境污染对儿童健康和生长发育的影响［J］．中国儿童保健杂志，2005（4），13．

［22］徐韬，王硕．儿童安全健康促进方案［M］．北京：北京大学医学出版社，2018．

［23］王陇德．健康管理师［M］．北京：人民卫生出版社，2013．

［24］何盛明．财经大辞典［M］．北京：中国财政经济出版社，1990．

［25］黎海芪．实用儿童保健学［M］．北京：人民卫生出版社，2016．

［26］江载芳，申昆玲，沈颖．诸福棠实用儿科学［M］．北京：人民卫生出版社，2015．

［27］王卫平，孙锟，常立文．儿科学［M］．北京：人民卫生出版社，1979．

［28］毛萌．儿童保健医学手册［M］．北京：人民卫生出版社，2017．

［29］陈荣华，赵正言，刘湘云．儿童保健学［M］．南京：江苏凤凰科学技术出版社，2017．

［30］朱翠平，李秋平，封志纯．儿科常见病诊疗指南［M］．北京：人民卫生出版社，2018．

［31］霍力岩．学前教育评价［M］．北京：北京师范大学出版社，2000．

［32］贾芳芳．幼儿心理健康教育的几点思考［J］．新课程（上），2014（2）．

［33］洪炜．心理评估［M］．天津：南开大学出版社，2006．

［34］中国营养学会．中国居民膳食营养素参考摄入量（2013版）．北京：科学出版社，2014．

［35］辛之荣．儿童健康管理全书［M］．苏州：古吴轩出版社，2018．

［36］张雅丽，陈淑英，郭荣珍．新编健康评估［M］．上海：复旦大学出版社，2011．

［37］段慧兰．社区：幼儿重要的教育环境［J］．湘潭师范学院学报，2003，25（4）．

［38］李季媚，冯晓霞．3～6岁幼儿学习与发展指南解读［M］．北京：人民教育出版社，2013.

［39］李健，姚辉洲．生活方式对3～6岁幼儿体质影响的研究［J］．中国学校卫生，2008，29（5）：458-459.

［40］蒋一方．0～3岁婴幼儿营养与喂养［M］．上海：复旦大学出版社，2011.

［41］王东红，王洁．幼儿卫生保健［M］．北京：高等教育出版社，2007.

［42］刘天鹏．健康管理师［M］．北京：人民军医出版社，2006.

［43］张爱华．卫生部发布中国7岁以下儿童生长发育参照标准［J］．教育导刊（下半月），2009（10）：63.

［44］王坚红．学前教育评价［M］．北京：人民教育出版社，2010.

图书在版编目（CIP）数据

幼儿健康评估与指导 / 王宁，李雪主编 . -- 北京：中国人民大学出版社，2020.7
21 世纪高职高专规划教材·幼儿发展与健康管理系列
ISBN 978-7-300-28432-3

Ⅰ.①幼… Ⅱ.①王… ②李… Ⅲ.①幼儿 – 健康评估 – 高等职业教育 – 教材 Ⅳ.① R179

中国版本图书馆 CIP 数据核字（2020）第 139797 号

21 世纪高职高专规划教材·幼儿发展与健康管理系列
幼儿健康评估与指导
主　编　王　宁　李　雪
副主编　郑　云　王素梅　王　蛟
参　编　刘艳红　李佳佳　房　倩　张云辉
　　　　张文江　崔振中　刘　君
You'er Jiankang Pinggu yu Zhidao

出版发行	中国人民大学出版社		
社　　址	北京中关村大街 31 号	邮政编码	100080
电　　话	010 - 62511242（总编室）	010 - 62511770（质管部）	
	010 - 82501766（邮购部）	010 - 62514148（门市部）	
	010 - 62515195（发行公司）	010 - 62515275（盗版举报）	
网　　址	http://www.crup.com.cn		
经　　销	新华书店		
印　　刷	北京东君印刷有限公司		
规　　格	185mm×260mm　16 开本	版　次	2020 年 7 月第 1 版
印　　张	12.75	印　次	2020 年 7 月第 1 次印刷
字　　数	236 000	定　价	35.00 元